忘れない　迷わない　話が上手なデキる脳になる！

漢字・言葉

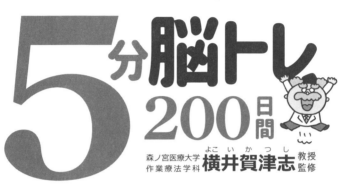

5分脳トレ
200日間

森ノ宮医療大学
作業療法学科　横井賀津志（よこい　かつし）　教授監修

脳はよみがえる！
医療大学教授が薦める学習習慣

始めましょう！　脳の若さがよみがえる
脳活性・学習習慣

JN079229

1日5分、楽しい問題を解いて
集中力・記憶力・判断力をアップ！

三輪 良孝・大原 英樹／著

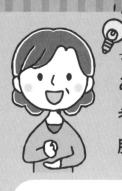

さぁ始めましょう。認知力を高める脳体操を！

あなたの脳は衰えていません！
考える、思い出す、工夫することで
脳の若さはよみがえります！

「脳の若さ」問診票

以下の項目で、当てはまる物に
✓を付けてください。（複数回答可）

□ 人や物、場所の名前が出てこない

□ 何をしようとしていたのか忘れる

□ 絵は浮かぶが、名前が出てこない

□ やる気がわかない

□ 1つのことを10分も続けられない

□ 考えや気持ちを言葉にして話すのが苦手

□ どちらかに決めることに迷う

□ 片付けた場所を忘れ、物を探す機会が多い

□ 昔は思い出せても、数日前が分からない

□ 認知症になるのではと不安を感じる

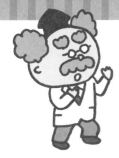

忘れない、迷わない、話が上手。良い生活習慣と脳トレの実践で、デキる脳になりましょう。

 ## 脳の健康状態、機能の程度をチェック

「脳の機能が衰える」といっても、それによって現れる症状は様々。次のようなことが初期症状の主な例として知られています。

○同じことを何度も聞く、話す ○置き場所が分からない、忘れ物や探し物が多くなる ○誕生日や、記念日、約束の日時や場所を間違える ○落ち着きがなくなり、怒りっぽく、頑固になる ○以前はできた単純な仕事や計算に時間がかかる ○少し複雑な作業、たとえば料理をして、焦がすなど失敗することが増える ○身に付ける、着る物に気をつかわず、同じ服ばかり着たり、だらしない恰好や季節外れの格好が増える　あなたがどれかに当てはまっていても、脳が衰えているとすぐに判断できる訳ではないのですが、ぜひ、用心をするきっかけとしてください。

 ## 「脳の若さを保つ」と効果が見込める方法

2017年の日本人の平均寿命は、男性が81・09歳で女性が87・26歳となり、いずれも過去最高を更新しました。健康で長生きならば、いいのですが、長寿になればなるほど、脳の機能が衰える人数は増えていきます。厚労省の推計では、認知症の高齢者は500万人超（15年）、25年には約700万人に達するとされています。一昔前まで「予防できない」といわれていた病気ですが、現在、世界中でさまざまな研究が行われており、「病気になりにくくして脳の若さを保つ方法」が少しずつ分かってきました。主な方法は次の5つです。

1 食生活の改善	2 運動習慣を身に付ける	3 質の良い睡眠	4 脳のトレーニング	5 人とのつながり・交流

脳の若さを保つ主な方法

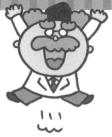

脳に必要な酸素や糖を運び血流をよくする効果的なトレーニング方法で、記憶力、判断力、注意力、集中力アップ！

 ## 「楽しい脳トレーニング」で、脳への血流を増進

脳が活発に働き考える力を発揮するには多くのエネルギーが必要です。そのエネルギーは主に酸素と糖で、血流によって運ばれます。脳が働いているときには、脳への血流がうながされて、たくさんの血液とともにエネルギーが運ばれます。そのおかげで、脳の機能の低下を防ぎ、若々しさを保っていられます。

逆に、脳を働かせることを怠る、つまり考えることをしなければ、血流も悪くなり、脳にエネルギーが運ばれず、認知機能にも悪影響がおよぶと考えられます。

では、脳を効果的に働かせるにはどうしたらいいのでしょうか？

そこで活用されているのが、「楽しい脳トレーニング」です。適度な時間で、楽しめるくらいの難易度に調整されたドリル問題やパズルに取り組むことは、いい脳の働きをうながし、脳への血流を増進します。

本書の特長と使い方 ①
マイペースで、自力で

1日1問、所要時間は5分前後を目安に出題しています。といっても、所要時間を気にすることなく、ご自身のペースで、自力で答えることを大切にしてください。問題は、解き終えたときの嬉しさや驚き、達成感が大きくなる工夫を凝らしています。

本書の特長と使い方 ②
1日に1ページずつ

「飽きない」「脳のいろんな機能を使う」ことを目的に、バラエティ豊かなパズルが出題されています。1日に1ページずつ、順を追って、解き進んでください。どれか気に入ったパズルだけを選り好みして解き進むことは避けてください。

いつまでも若々しい人は、
漢字・言葉パズルで脳を鍛える！
さぁ、始めましょう！

 ## 判断力を鍛え、発想力が身につく！

　本書は、あなたの脳を楽しみなが
ら刺激して、同時に認知機能を活発
に働かせます。そのことによって、
物事を整理して考えるクセが身に付
き、集中力・記憶力・判断力を向
上させます。

		可					
思		面		見		描
	会		壊		名	
			説		正	
名	誉	事	無	水	世		平		人
賛	挽	回	穏	止	鏡		一		国		命
否	身	楽	平	意	明				方	
両	論	哀	怒	気	消
出	月	歩	喜	立	沈
日	進	列	序	功	年

本書の特長と使い方 ③
努力の軌跡が残る

　本書は、ご自身で答えを書き込んで仕上げるので、ご自身の努力の軌
跡が記録として残り、目に見える形になります。やり切ったときには
大切な１冊になります。そんな達成感も解き進む動機としてください。

本書の特長と使い方 ④
成果を話してみる

　問題のおもしろさや、どう考えたのか、どんな作業をしたのかを、ご家
族に、お友達に話してください。パズルがきっかけで、話す機会が増えて、
人の輪も広がります。脳体操の効き目で、言葉を発することに苦がなく、
物事を考える力が以前よりアップすることを願っています。

ウォーミングアップ 1

同じ漢字・違う読みと意味

ここに並ぶ二字熟語は異なる読み方ができます。言葉の意味をヒントにして、その読み方を2つずつひらがなで書いてください。

大勢
① (　　　　　)　多くの人。多人数。反対語は小勢（こぜい）。
② (　　　　　)　物事の一般的な傾向。大体の状況。大きな権勢。

上手
① (　　　　　)　物事のやり方が巧みで、手際のよいこと。
② (　　　　　)　上座に近い方。川の上流。舞台の、客席から見て右の方。

生物
① (　　　　　)　動物・植物・微生物など生命を持つものの総称。
② (　　　　　)　加熱や乾燥などの加工をしていない、なまの食品。

最中
① (　　　　　)　動作・状態などが、いちばん盛んな状態にあるとき。
② (　　　　　)　もち米粉を焼いた皮を2枚合わせ中にあんを詰めた物。

どの問題も、
答えは2ページ先、
（すぐ次の見開き）の
下側にあるから、
確認するがよい！

答えは9pの下に
あります

ウォーミングアップ2

同じ読み・違う漢字と意味

ひらがなは漢字の読みです。「候補」の漢字を
マスに当てはめて、同じ読みで違う意味にな
る二字熟語を、2つずつ作ってください。

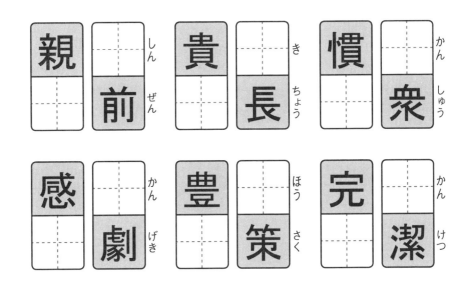

親 ／ しん ／ 前 ぜん

貴 ／ き ちょう ／ 長

慣 ／ かん ／ 衆 しゅう

感 ／ かん ／ 劇 げき

豊 ／ ほう さく ／ 策

完 ／ かん ／ 潔 けつ

候補

観　重　激　方　作　簡
結　観　神　善　機　習

わからないときは、
辞書やスマホを使って
漢字や言葉を調べてみよう。
答えを見るだけでは
脳トレにならない

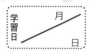

同じ漢字・違う読みと意味

答えは10pの下に
あります

ここに並ぶ二字熟語は異なる読み方ができ
ます。言葉の意味をヒントにして、その読
み方を2つずつひらがなで書いてください。

仮名

①（　　　　　　） 実名を避けて仮に付ける
名。実名以外の仮の呼び名。

②（　　　　　　） 漢字に基づいて作られた、
日本語独特の音節文字。

大家

①（　　　　　　） 貸家の持ち主。家主。反対
語は店子（たなこ）。

②（　　　　　　） ある分野で、特にすぐれた
見識・技能を持っている人。

一寸

①（　　　　　　） 数量・程度などがわずかな
さま。時間が短いさま。

②（　　　　　　） 一尺の10分の1。約3.03
センチメートル。

人事

①（　　　　　　） 自分に関係ないこと。他人
に関すること。

②（　　　　　　） 会社内での個人の地位・職
務などに関する事柄。

●ウォーミングアップ1／答え

大勢／①おおぜい　②たいせい
上手／①じょうず　②かみて
生物／①せいぶつ　②なまもの
最中／①さいちゅう　②もなか

同じ読み・違う漢字と意味

答えは11pの下にあります

ひらがなは漢字の読みです。「候補」の漢字をマスに当てはめて、同じ読みで違う意味になる二字熟語を、2つずつ作ってください。

指 □ し／□ 季 き

年 □ ねん／□ 焼 しょう

厳 □ げん／□ 首 しゅ

宣 □ せん／□ 刻 こく

通 □ つう／□ 過 か

性 □ せい／□ 確 かく

候補

先 揮 燃 元 格 四
守 告 通 貨 正 商

●ウォーミングアップ 2／答え

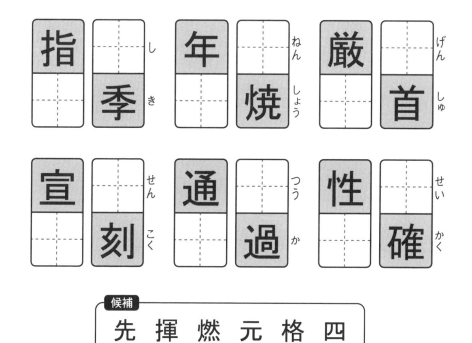

親善	神前 しんぜん	貴重	機長 きちょう	慣習	観衆 かんしゅう
感激	観劇 かんげき	豊作	方策 ほうさく	完結	簡潔 かんけつ

9

ウォーミングアップ **5**

同じ漢字・違う読みと意味

答えは12pの下にあります

ここに並ぶ二字熟語は異なる読み方ができます。言葉の意味をヒントにして、その読み方を2つずつひらがなで書いてください。

金星
①（　　　　　）平幕の力士が横綱を倒したときの勝ち星。大きな手柄。
②（　　　　　）太陽系の2番目の惑星。太白（たいはく）。ビーナス。

足跡
①（　　　　　）人や動物が歩いたあとに残る足の形。
②（　　　　　）仕事の上での成果。業績。

後生
①（　　　　　）後から生まれてくる人。後世の人。後輩。後進。
②（　　　　　）他に哀願するときに用いる語。お願い。

見物
①（　　　　　）催し物や名所旧跡などを見て楽しむこと。
②（　　　　　）見る値打ちがあり、すばらしいと感じるもの。

●ウォーミングアップ3／答え

仮名／①かめい　②かな
大家／①おおや　②たいか
一寸／①ちょっと　②いっすん
人事／①ひとごと　②じんじ

ウォーミングアップ6

同じ読み・違う漢字と意味

ひらがなは漢字の読みです。「候補」の漢字をマスに当てはめて、同じ読みで違う意味になる二字熟語を、2つずつ作ってください。

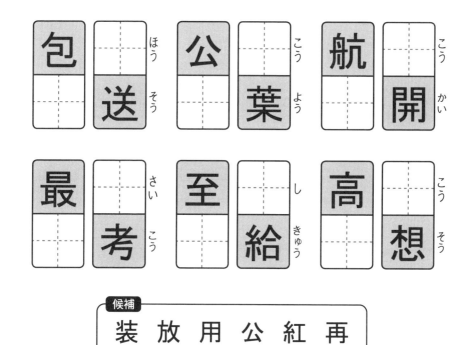

包 □｜□ 送（ほう／そう）

公 葉（こう／よう）

航 □｜開（こう／かい）

最 □｜考（さい／こう）

至 給（し／きゅう）

高 想（こう／そう）

候補

装　放　用　公　紅　再
構　層　高　支　急　海

●ウォーミングアップ4／答え

指揮（しき）　四季（しき）　年商（ねんしょう）　燃焼（ねんしょう）　厳守（げんしゅ）　元首（げんしゅ）

宣告（せんこく）　先刻（せんこく）　通貨（つうか）　通過（つうか）　性格（せいかく）　正確（せいかく）

「候補」をマスに当てはめて、4つの四字熟語を作ってください。さらに、使わずに「候補」に残った漢字で、三字熟語を作って、下にあるマスに書いてみましょう。

言葉クイズ

① 椅子の数え方は、〜脚（きゃく）　②〜台（だい）のどちら？

答え

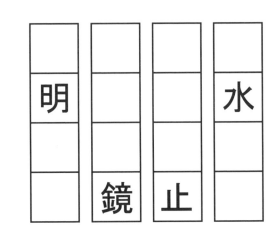

明　　　　水

　　鏡　止

候補

海 化 開 禁 心 水 常 中
入 場 平 文 眼 浴 立

三字熟語

●ウォーミングアップ5／答え

金星／①きんぼし　②きんせい
足跡／①あしあと　②そくせき
後生／①こうせい　②ごしょう
見物／①けんぶつ　②みもの

基礎トレ

意味と合う四字熟語の漢字を書きましょう

①　いち　ご　いち　え
一　　　一

一生に一度だけの機会。生涯に一度限りであること。

②　いち　じつ　せん　しゅう
一　　　千

非常に待ち遠しいことのたとえ。物事や、人が早く来てほしいと願う情が強いこと。

学習日　月／日

漢字を使って絵を描いてみました。何を表しているのでしょうか?

言葉クイズ

① 風の便り　② 風の噂、正しいのはどちら?

答え

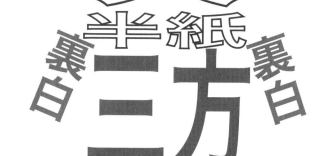

答え ［　　　　　　　　　　　　　　　］

基礎トレ

意味と合う四字熟語の読みを書きましょう

① ［　　　　　　　　　　　］
安 穏 無 事
変事もなく、穏やかで安らかなさま。社会や暮らしなどの穏やかな様子をいう。

② ［　　　　　　　　　　　］
一 世 風 靡
態度や雰囲気に威厳が満ちあふれて立派なさま。

●ウォーミングアップ 6 ／答え

包装	放送 ほうそう	公用	紅葉 こうよう	航海	公開 こうかい
最高	再考 さいこう	至急	支給 しきゅう	高層	構想 こうそう

漢字パズル 三字熟語スケルトン

学習日 ／ 月 日

「候補」の三字熟語で、熟語同士が重なりつながるスケルトンを作ってください。さらに、二重枠の漢字で三字熟語を考えて、下にあるマスに書いてみましょう。

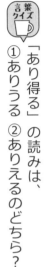

言葉クイズ

「あり得る」の読みは、
①ありうる
②ありえる
のどちら？

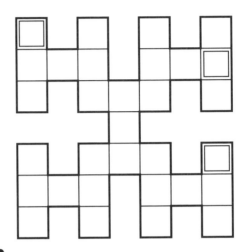

候補

会計士	具体案	子会社	国民性	好都合
嗜好品	男性誌	耽美派	道具屋	内国法
肉体美	皮肉屋	不案内	不合理	武士道

答え

三字熟語

基礎トレ

意味と合う四字熟語の漢字を書きましょう

れい　せい　ちん　ちゃく
① 冷 □ 沈 □
落ち着いていて動揺しないこと。物事に動じず、慌てることのないさま。

り　ろ　せい　ぜん
② 理 □ 整 □
文章や話が、秩序立てた論理で展開されているさま。

●001日目／答え

文	水	立	海
明	中	入	水
開	眼	禁	浴
化	鏡	止	場

三字熟語 | 平 | 常 | 心 |

言葉クイズ／答え ①〜脚（きゃく）
基礎トレ／答え ①一期一会　②一日千秋

学習日　月　日

　　　　矢印の方向に読むと二字熟語ができるように、中央のマスに漢字を当てはめてください。当てはめた漢字は二字熟語になっています。二字熟語を下のマスに書いてみましょう。

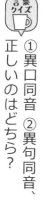

言葉クイズ
正しいのはどちら？
① 異口同音　② 異句同音、

中
楽　→　[　]　→　文
弁　　　　　　　職
　　　　　　　　狗

外
産　→　[　]　→　力
浮　　　　　　　色
　　　　　　　　性

二字熟語 [　][　]

答え

●002日目／答え

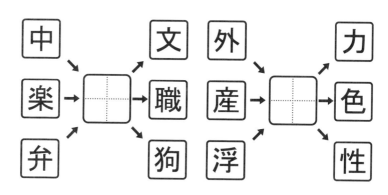

鏡餅

基礎トレ
意味と合う四字熟語の読みを書きましょう

① 威　風　堂　堂
態度や雰囲気に威厳が満ちあふれて立派なさま。

② 雨　過　天　晴
悪かった状況や状態がよい方に向かうたとえ。

言葉クイズ／答え ①風の便り
基礎トレ／答え ①あんのんぶじ　②いっせいふうび　15

005日目

言葉パズル **カナオレ**

パズル面のすべてのマスを、「候補」の言葉で埋めましょう。一文字目を、パズル面の同じ番号のマスに入れ、タテかヨコの隣接するマスを進んで埋めてください。ただし、他の言葉にある同じ文字とはマスを共通できます。

言葉クイズ

「石蓴」の読みは、①あおさ ②わかめ のどちら？

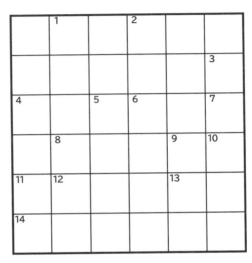

候補

①メロン ②プラム ③パパイヤ ④カボス

⑤ストロベリー ⑥ナツミカン ⑦パイナツプル

⑧イヨカン ⑨バナナ ⑩マンゴー ⑪ザクロ

⑫クリ ⑬リンゴ ⑭ドリアン

答え

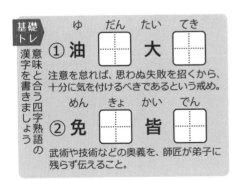

基礎トレ
意味と合う四字熟語の漢字を書きましょう

① 油　ゆ だん 大 たい てき

注意を怠れば、思わぬ失敗を招くから、十分に気を付けるべきであるという戒め。

② 免　めん きょ 皆 かい でん

武術や技術などの奥義を、師匠が弟子に残らず伝えること。

●003日目／答え

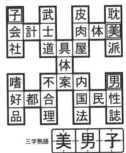

三字熟語 美男子

言葉クイズ／答え ①ありうる
基礎トレ／答え ①冷静沈着 ②理路整然

006 日目

言葉学習 反対語

意味がまったく逆になる言葉の関係を「反対語」といいます。候補の漢字をマスに当てはめて、それぞれ「反対語」になるようにしてください。

言葉クイズ

ウサギの数え方は、①〜匹（ひき）②〜羽（わ）のどちら？

答え

⑤	④	③	②	①
俊	曖	興	密	浮
⇕	⇕	⇕	⇕	⇕
足	瞭	静	在	没

候補

点　集　鈍　明　沈
昧　鎮　奮　足　上

基礎トレ 意味と合う四字熟語の読みを書きましょう

① 紆余曲折

道や川などが曲がりくねること。また、種々込み入っていて複雑なこと。

② 栄枯盛衰

栄えることと衰えること。栄えたり衰えたりを繰り返す世のはかなさをいう。

● 004 日目／答え

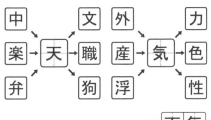

二字熟語 天気

言葉クイズ／答え ①異口同音
基礎トレ／答え ①いふうどうどう　②うかてんせい　17

学習日　月　日

「ある」の言葉は、共通の法則にしたがっています。
その法則は何でしょうか？　見抜いて答えてください。

ある	なし
ね 根	くき 茎
ぼたん 牡丹	もみじ 紅葉
まんねん 万年	せんねん 千年
わた 綿	きぬ 絹
こな 粉	かふん 花粉

ヒント／「ある」の後ろに何かが付きます

答え

答え
「ある」に
共通する法則

① 元旦の朝　② 元旦、正しいのはどちら？

言葉クイズ

基礎トレ
意味と合う四字熟語の漢字を書きましょう

① 無 □□ 息 □□
病気せず、健康であること。元気なこと。

② 三 □□ 坊 □
あきっぽくて何をしても長続きしないこと。

●005日目／答え

ロ	メ	ル	プ	ラ	ム
ン	カ	ミ	ツ	ヤ	パ
カ	ボ	ス	ナ	イ	パ
ヨ	イ	ト	ナ	バ	マ
ザ	ク	ロ	ベ	リ	ン
ド	リ	ア	ン	ー	ゴ

言葉クイズ／答え ①あおさ
基礎トレ／答え ①油断大敵　②免許皆伝

漢字パズル　漢字詰めクロスワード

「候補」の漢字をマスに当てはめて、熟語が重なりつながるクロスワードを作ってください。さらに、二重枠の漢字で四字熟語を考えて、下にあるマスに書いてみましょう。

言葉クイズ

「依存心」の読みは、①いぞんしん ②いそんしんのどちら？

答え

	熱			算	力		無
報			画			条	
通		路			足		難
	部			代		出	
一			短		大		
般		本		忠			高
		店			門		
鮮	魚		主		分		生

候補

一 学 気 義 口 計 校 情 人 成 線 題
長 手 時 不 名 理

四字熟語　□□□□

基礎トレ　意味と合う四字熟語の読みを書きましょう

① 円 満 具 足
十分に満ち足りていて、少しも不足がないこと。

② 桜 花 爛 漫
桜の花が満開になって、見事に咲き乱れているさま。

●006日目／答え

⑤	④	③	②	①
俊足	曖昧	興奮	密集	浮上
⇕	⇕	⇕	⇕	⇕
鈍足	明瞭	鎮静	点在	沈没

言葉クイズ／答え ②〜羽(わ)
基礎トレ／答え ①うよきょくせつ
②えいこせいすい

学習日　月　日

国の名前を漢字で書いた物が上段に並んでいます。下段のカタカナと線で結んで、漢字とその正しい読みを答えてください。

言葉クイズ

①紛失　②粉失、正しいのはどちら？

答え

亜爾然丁 ●	● メキシコ
英吉利 ●	● ポルトガル
伊太利 ●	● オーストラリア
印度 ●	● イギリス
葡萄牙 ●	● イタリア
墨西哥 ●	● エジプト
埃及 ●	● アルゼンチン
濠太剌利 ●	● インド

基礎トレ

漢字を書きましょう　意味と合う四字熟語の

① 豊［ほう］＋□［ねん］　満［まん］＋□［さく］
作物が豊かに実って、収穫の多いこと。

② 不［ふ］＋□［げん］　実［じっ］＋□［こう］
あれこれいわず、黙ってなすべきことを実行すること。

●007日目／答え
「ある」の言葉の後ろには「雪」が付くことが法則です。根雪、牡丹雪、万年雪、綿雪、粉雪。

言葉クイズ／答え ②元旦
基礎トレ／答え ①無病息災　②三日坊主

漢字パズル 漢字ネットワーク

「候補」の漢字をマスに当てはめて、15の三字熟語を作ってください。そのとき、太い線でつながれた2つのマスには、同じ漢字を入れてください。

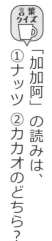

言葉クイズ

「加加阿」の読みは、①ナッツ ②カカオのどちら？

答え

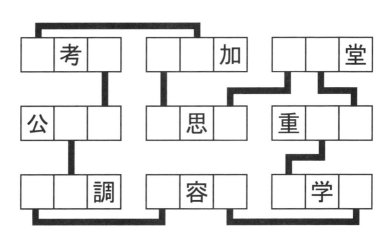

候補

院 美 大 議 事
書 不 文 参

●008日目／答え

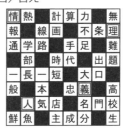

情	熱		計	算	力		無
報		線	画		不	条	理
通	学	路		手	足		難
	部		時	代		出	題
一	長	一	短		大	口	
般		本		忠	義		高
	人	気	店		名	門	校
鮮	魚		主	成	分		生

四字熟語 義 理 人 情

基礎トレ 意味と合う四字熟語の読みを書きましょう

① 温 厚 篤 実

温かで情が厚く、誠実なさま。人の性質をいう語。

② 快 刀 乱 麻

こじれた物事を非常にあざやかに処理し解決すること。

言葉クイズ／答え ①いそんしん
基礎トレ／答え ①えんまんぐそく
②おうからんまん

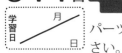

学習日 ／ 月 日

漢字をバラバラに分けて、順序を入れ替えました。パーツを正しく並べて、意味の通る三文字熟語を答えてください。

言葉クイズ

① 絵画の大きさの数え方は ～判（ばん） ② ～号（ごう）のどちら？

答え

例 🀫→ 宴 会

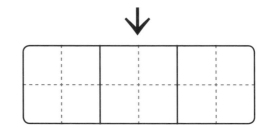

↓

（答案欄）

基礎トレ

意味と合う四字熟語の漢字を書きましょう

ひょう　り　いっ　たい

① 表 ☐ ー ☐

2つの物の関係が、表と裏のように密接で切り離せないこと。

はっ　ぽう　び　じん

② 八 ☐ ☐ 美 ☐

だれに対しても、如才なく振る舞うこと。また、そのような人。

●009日目／答え

濠太剌利 =オーストラリア
埃及 =エジプト
墨西哥 =メキシコ
葡萄牙 =ポルトガル
印度 =インド
伊太利 =イタリア
英吉利 =イギリス
亜爾然丁 =アルゼンチン

言葉クイズ／答え ①紛失
基礎トレ／答え ①豊年満作　②不言実行

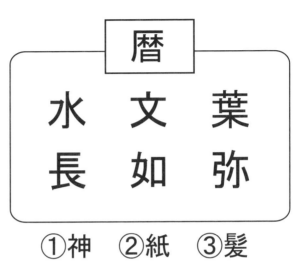
「暦」という共通点にしたがって、言葉を集めました。
では、①〜③で共通点を満たす「仲間」はどれでしょう？

言葉クイズ

① 脚光を浴びる　② 脚光を集める、正しいのはどちら？

暦

水	文	葉
長	如	弥

①神　②紙　③髪

ヒント／6月の別のいい方は？

答え

仲間

●010日目／答え

参考書	不参加	議事堂
公文書	不思議	重大事
美文調	美容院	大学院

基礎トレ　意味と合う四字熟語の読みを書きましょう

① 火 中 之 栗
他人の利益のために危険をおかして、ひどい目にあうことのたとえ。

② 奇 奇 怪 怪
常識では理解できない不思議なさま。非常に怪しく不思議なさま。

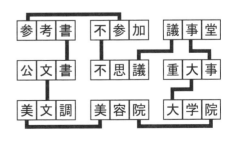

言葉クイズ／答え ②カカオ
基礎トレ／答え ①おんこうとくじつ
　　　　　　②かいとうらんま

23

013日目

言葉学習 同義語

違う言葉なのに意味がほぼ同じ言葉の関係を「同義語」といいます。「候補」をマスに当てはめて、「同義語」になるようにしてください。

言葉クイズ

①うる覚え ②うろ覚え、正しいのはどちら？

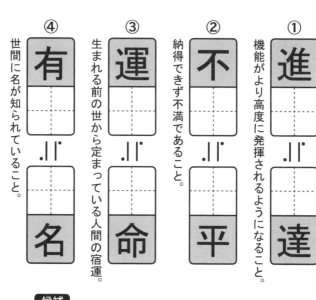

④ 世間に名が知られていること。

有　□□ＩＩ □□ 名

③ 生まれる前の世から定まっている人間の宿運。

運　□□ＩＩ □□ 命

② 納得できず不満であること。

不　□□ＩＩ □□ 平

① 機能がより高度に発揮されるようになること。

進　□□ＩＩ □□ 達

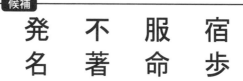

候補

発　不　服　宿
名　著　命　歩

答え　□

●011日目／答え

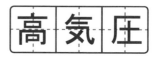

高 気 圧

基礎トレ

意味と合う四字熟語の漢字を書きましょう

① 四 □□ し く 八 □□ はっ く

非常に苦労すること。大変な苦しみ。

② 舌 □□ した さき 三 □□ さん ずん

口先だけの巧みな弁舌。うわべだけの言葉で、心や中身が備わっていないこと。

言葉クイズ／答え ②〜号（ごう）
基礎トレ／答え ①表裏一体　②八方美人

014 日目 言葉パズル　ジグソークロス

カタカナが書かれた5つの部品を、5×5の枠に詰め込んで、クロスワードを作ってください。部品は枠からはみ出したり、重なってはいけません。きっちり部品を詰め込んだときに、二重枠のカタカナを上から読んでできる言葉を、下のマスに書いてみましょう。

言葉クイズ

① 烏龍茶　② 烏龍茶、正しいのはどちら？

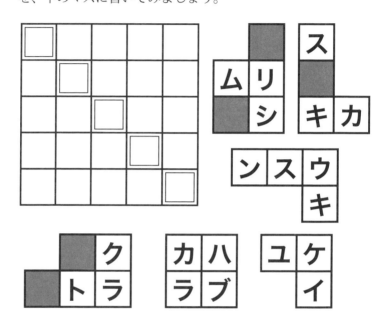

答え

二重枠の言葉

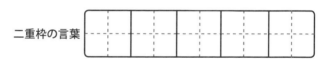

基礎トレ

意味と合う四字熟語の読みを書きましょう

① 起 承 転 結
漢詩の四句からなる絶句における構成法の1つ。物事の順序、展開の仕方。

② 机 上 空 論
頭で考えただけで、理屈は通っているが実際には役に立たない議論や計画。

●012日目／答え

①神
旧暦で 1月～ 12月までのいい方の最初の文字になっていることが仲間の共通点です。水（水無月）、文（文月）、葉（葉月）、長（長月）、如（如月）、弥（弥生）。神は神無月です。

漢字パズル 漢字部首たし算

例と同じ要領で、漢字の部分をうまく組み合わせて、二字熟語を作ってください。

「蒲鉾」の読みは、①かまぼこ ②ちくわ のどちら？

例　士＋原＋心＋頁＝ 志 願

① 里＋又＋王＋土＋糸 ＝ □□

② 云＋日＋雨＋日＋立 ＝ □□

答え

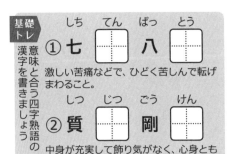

基礎トレ

意味と合う四字熟語の漢字を書きましょう

　　　しち　てん　ばっ　とう
① 七 □□ 八 □□
激しい苦痛などで、ひどく苦しんで転げまわること。

　　　しつ　じつ　ごう　けん
② 質 □□ 剛 □□
中身が充実して飾り気がなく、心身ともに強くたくましいさま。

●013日目／答え

④	③	②	①
有名	運命	不服	進歩
著名	宿命	不平	発達

言葉クイズ／答え ②うろ覚え
基礎トレ／答え ①四苦八苦　②舌先三寸

016 日目

学習日 ／ 月 日

枠の中に四字熟語を詰め込みました。その中の1つを太い枠で囲みました。同じ要領で、4つのマスを連続させて、四字熟語を囲んでください。最後に連続しない4つのマスが残ります。その漢字で四字熟語を考えて、下にあるマスに書いてみましょう。

言葉クイズ

①古墳の数え方は、〜基（き）②〜山（やま）のどちら？

万	丈	進	列	序	頭	低	身
瀾	外	柔	内	功	年	月	平
波	剛	媚	明	光	風	喜	怒
麗	辞	美	無	礼	日	破	哀
句	歩	愍	勲	笑	一	顔	楽

四字熟語 | | | | |

答え

基礎トレ

意味と合う四字熟語の読みを書きましょう

① 鬼 面 仏 心

表面は怖そうだが、内心はとてもやさしいこと。また、そのような人。

② 器 用 貧 乏

なまじ器用であるために、あちこちに手を出し、中途半端で大成しないこと。

●014日目／答え

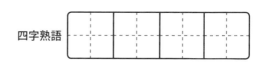

カ	ハ	ン	ス	ウ
ラ	ブ		ク	キ
ス		ト	ラ	
	ユ	ケ	ム	リ
キ	カ	イ		シ

二重枠の言葉 | カ | ブ | ト | ム | シ |

言葉クイズ／答え ②烏龍茶
基礎トレ／答え ①きしょうてんけつ
②きじょうのくうろん

017日目

学習日 ／月 日

言葉学習 同じ読みの5つの二字熟語

マス目には同じ読み「せんじょう」になる二字熟語が入ります。言葉の意味をヒントに「候補」の漢字をマス目に当てはめて、5つの二字熟語を書き分けてください。

言葉クイズ

①極め付き ②極め付け、正しいのはどちら？

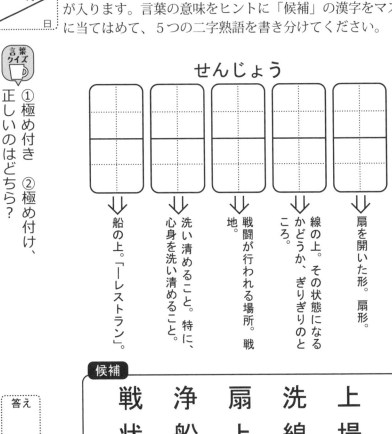

せんじょう

船の上。「―レストラン」。

洗い清めること。特に、心身を洗い清めること。

地。戦闘が行われる場所。戦

線の上。その状態になるかどうか、ぎりぎりのところ。

扇を開いた形。扇形。

候補

戦　浄　扇　洗　上
状　船　上　線　場

答え

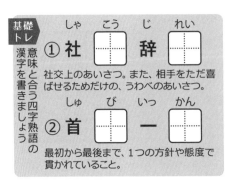

基礎トレ

意味と合う四字熟語の漢字を書きましょう

① 社〔しゃ〕〔こう〕辞〔じ〕〔れい〕
社交上のあいさつ。また、相手をただ喜ばせるためだけの、うわべのあいさつ。

② 首〔しゅ〕〔び〕一〔いっ〕〔かん〕
最初から最後まで、1つの方針や態度で貫かれていること。

●015日目／答え

①の二字熟語

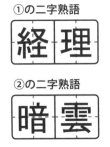

経理

②の二字熟語

暗雲

言葉クイズ／答え ①かまぼこ
基礎トレ／答え ①七転八倒　②質実剛健

28

018 日目

言葉学習　慣用句線つなぎ

例と同じ要領で、①～⑤のすべてが、慣用句になるように、線で結んでください。

言葉クイズ

「一段落」の読みは、①ひとだんらく ②いちだんらく のどちら？

答え

	例	①	②	③	④	⑤
上	愛	触	世	小	拍	敷
中	想	話	居	車	手	耳
下	がつきる	にはさむ	をかける	をのばす	がたかい	がやける

愛●─●想●─●がつきる

①触・話・にはさむ

②世・居・をかける

③小・車・をのばす

④拍・手・がたかい

⑤敷・耳・がやける

基礎トレ

意味と合う四字熟語の読みを書きましょう

① 蛍 雪 之 功

苦労して学問に励むこと。「蛍雪」は蛍の光と雪明かり。

② 厚 顔 無 恥

厚かましく、恥知らずなさま。迷惑にかまわず、自分の思惑で行動すること。

●016日目／答え

万	丈	進	列	序	頭	低	身
瀾	外	柔	内	功	年	月	平
波	剛	媚	明	光	風	喜	怒
麗	辞	美	無	礼	日	破	哀
句	歩	愍	懃	笑	一	顔	楽

四字熟語　| 日 | 進 | 月 | 歩 |

言葉クイズ／答え ①～基（き）
基礎トレ／答え ①きめんぶっしん
②きようびんぼう

29

学習日　／　月　日

9つの二字熟語のうち、8つは「読み」でしりとりが成り立ちます。では、しりとりに入れない二字熟語はどれでしょう。下の枠に書いてください。

① 洒落　② 酒落、正しいのはどちら？

河童	蓮華	土筆
胡桃	竜胆	迂闊
巴里	時雨	猊下

答え

しりとりに入れない
二字熟語

基礎トレ

意味と合う四字熟語の漢字を書きましょう

　　しん　　き　　いっ　　てん
① 心 □□ 一 □□

ある動機をきっかけとして、すっかり気持ちがよい方向に変わること。

　　せん　きゃく　ばん　らい
② 千 □□ 万 □□

多くの客が入れ替わりひっきりなしに来て絶え間がないこと。

●017日目／答え

せんじょう

| 船 | 洗 | 戦 | 線 | 扇 |
| 上 | 浄 | 場 | 上 | 状 |

言葉クイズ／答え ①極め付き
基礎トレ／答え ①社交辞令　②首尾一貫

言葉パズル ノーヒントクロス

まったくヒントのないクロスワードです。言葉のつながりだけをたよりにして、候補の言葉を、5 × 5 の枠に詰め込んで、クロスワードを作ってください。さらに、二重枠のカタカナを上から読んでできる言葉を、下のマスに書いてみましょう。

言葉クイズ

①「木耳」の読みは、
①なめこ ②きくらげ
のどちら?

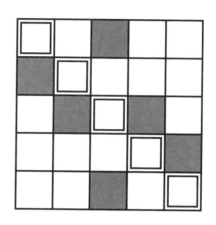

候補

ウシ　ウラ　カブ　コツ　ネツ
ブイ　ブキ　ラブ　オヤコ　クフウ
シゲキ　キクラゲ　ヤネウラ

答え

二重枠の
言葉

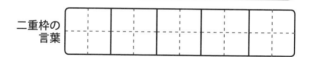

基礎トレ

意味と合う四字熟語の読みを書きましょう

① 切 磋 琢 磨
友人同士が互いに励まし合い競争し合って、共に向上すること。

② 荒 唐 無 稽
言説などがでたらめでよりどころがないさま。

●018日目／答え
①触ー手ーをのばす
②世ー話ーがやける
③小ー耳ーにはさむ
④拍ー車ーをかける
⑤敷ー居ーがたかい

横井教授がおススメする

脳の若さを保つ生活習慣

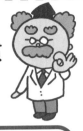

認知症は生活習慣病とかかわりが深い

認知症発症のメカニズムは分かっていないことも多いのですが、近年の研究では、糖尿病や高血圧、脂質異常症、脳梗塞、頭部外傷、喫煙、うつ病、難聴などが認知症へつながるリスクが高いといわれています。

まずは食生活を正しましょう

カロリーの摂りすぎや野菜不足、偏った食生活の影響が認知機能の低下を早めるので、あなたの食生活を見直してみましょう。それは脳の若さを保つ第一歩であると同時に、健康に長生きできる基礎となります。

脂がおいしい魚を食べる

脳の認知機能維持に不可欠なオメガ 3（DHA、EPA、αリノレン酸）は体内で作られないため、食品からの摂取が必須。まぐろのほか、さんまやぶり、さばや鮭など、"脂がおいしい" 魚に多く含まれます。

思い出して書いてみましょう

最近、感動した
言葉

最近、読んだ本
観た映画

●019日目／答え
しりとりに入れない
二字熟語

胡桃 くるみ

しりとりは次のようになります。
時雨（しぐれ）→蓮華（れんげ）→猊下（げいか）→河童（かっぱ）→巴里（ぱり）→竜胆（りんどう）→迂闊（うかつ）→土筆（つくし）→（しぐれ）に戻る

言葉クイズ／答え ①洒落
基礎トレ／答え ①心機一転　②千客万来

021 日目

 漢字 パズル　四字熟語見つけた！

「候補」をマスに当てはめて、4つの四字熟語を作ってください。さらに、使わずに「候補」に残った漢字で、三字熟語を作って、下にあるマスに書いてみましょう。

学習日　月　日

① 硯（すずり）～脚（きゃく）の数え方は、②～面（めん）のどちら？

答え

一	念		
		発	
			起

候補

意 記 気 心 自 生 切 手
転 七 二 然 八 無 唯

三字熟語

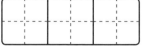

基礎トレ

意味と合う四字熟語の読みを書きましょう

① 古 今 東 西
昔から今まで、あらゆる場所で。いつでもどこでも。

② 虎 視 眈 眈
強い者が機会をねらって形勢をうかがっているさま。

●020日目／答え

カ	ブ		ウ	シ
	キ	ク	ラ	ゲ
オ		フ		キ
ヤ	ネ	ウ	ラ	
コ	ツ		ブ	イ

二重枠の言葉　カ キ フ ラ イ

言葉クイズ／答え ②きくらげ
基礎トレ／答え ①せっさたくま
②こうとうむけい

33

022日目 漢字パズル 漢字イラスト

学習日　月　日

漢字を使って絵を描いてみました。何を表しているのでしょうか?

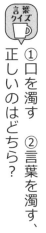

言葉クイズ

①口を濁す　②言葉を濁す、正しいのはどちら?

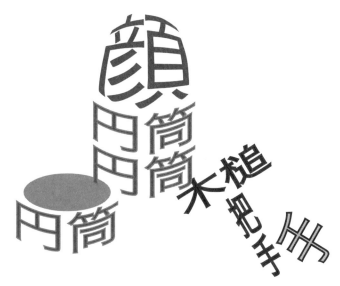

答え □

答え □

基礎トレ

意味と合う四字熟語の漢字を書きましょう

① 体 [たい][しつ] 改 [かい][ぜん]

体の性質の悪いところを改めて、よくすること。

② 台 [たい][ふう] 一 [いっ][か]

大騒動がおさまって、一気に静けさを取り戻すこと。

漢字パズル 三字熟語スケルトン

「候補」の三字熟語で、熟語同士が重なりつながるスケルトンを作ってください。さらに、二重枠の漢字で三字熟語を考えて、下にあるマスに書いてみましょう。

言葉クイズ
① 牛蒡の読みは、
① れんこん　② ごぼうのどちら？

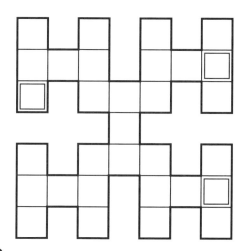

候補

慣用句	技巧派	球技場	劇作家	古文書
作業用	新書版	新派劇	水墨画	背表紙
中古車	手水場	表面化	変化球	漫画家

答え

三字熟語

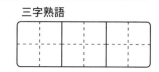

基礎トレ
意味と合う四字熟語の読みを書きましょう

① 山 紫 水 明
自然の風景が清浄で美しいこと。

② 三 位 一 体
3つの別々のものが緊密に結びつくこと。三者が心を合わせて1つになること。

●021日目／答え

唯	記	自	七
一	念	然	転
無	切	発	八
二	手	生	起

三字熟語　心 意 気

言葉クイズ／答え ②〜面（めん）
基礎トレ／答え ①ここんとうざい　②こしたんたん　35

矢印の方向に読むと二字熟語ができるように、中央のマスに漢字を当てはめてください。当てはめた漢字は二字熟語になっています。二字熟語を下のマスに書いてみましょう。

言葉クイズ

①炎天下　②炎天下のもと、正しいのはどちら？

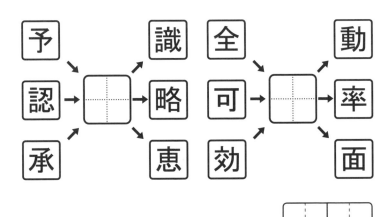

二字熟語 ┌─┬─┐

答え

基礎トレ

意味と合う四字熟語の漢字を書きましょう

① 単 [たん] [とう] 直 [ちょく] [にゅう]

遠回しでなく前置きなしに、いきなり本題に入り要点を突くさま。

② 亭 [てい] [しゅ] 関 [かん] [ぱく]

夫が夫婦間の支配者として絶大な権力を持ち、君臨していること。

●022日目／答え

だるま落とし

言葉クイズ／答え ②言葉を濁す
基礎トレ／答え ①体質改善　②台風一過

パズル面のすべてのマスを、「候補」の言葉で埋めましょう。一文字目を、パズル面の同じ番号のマスに入れ、タテかヨコの隣接するマスを進んで埋めてください。ただし、他の言葉にある同じ文字とはマスを共通できます。

言葉クイズ

「黄粉」の読みは、①きなこ　②かたくりこのどちら？

答え

パズル面

1		2	3	
		4	5	
6		7		
		8	9	10
	11			
		12	13	

候補

①人事異動　②大同小異　③胆大心小　④同時進行

⑤日進月歩　⑥半信半疑　⑦行動半径　⑧直立不動

⑨月下氷人　⑩歩行者道　⑪人間不信　⑫日照時間

⑬独立独歩

基礎トレ

意味と合う四字熟語の読みを書きましょう

① 抱　腹　絶　倒
腹を抱えて大笑いすること。また、そのさま。

② 本　末　転　倒
物事の根本的なことと、そうでないこととを取り違えること。

●023日目／答え

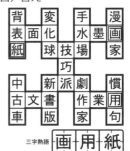

三字熟語　画 用 紙

言葉クイズ／答え ②ごぼう
基礎トレ／答え ①さんしすいめい
　　　　　　　②さんみいったい

026日目

言葉学習　反対語

意味がまったく逆になる言葉の関係を「反対語」といいます。候補の漢字をマスに当てはめて、それぞれ「反対語」になるようにしてください。

学習日　月　日

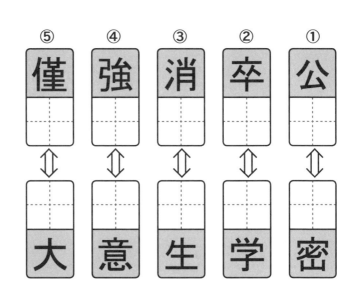

⑤僅／大　④強／意　③消／生　②卒／学　①公／密

（候補）秘　発　莫　制　少　任　入　業　滅　然

言葉クイズ
ざるそばの数え方は、①〜枚（まい）②〜杯（はい）のどちら？

答え

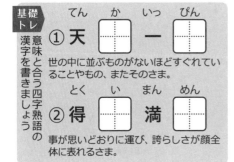

基礎トレ　意味と合う四字熟語の漢字を書きましょう
①天□一□（てん・か・いっ・ぴん）
世の中に並ぶものがないほどすぐれていることやもの、またそのさま。
②得□満□（とく・い・まん・めん）
事が思いどおりに運び、誇らしさが顔全体に表れるさま。

●024日目／答え

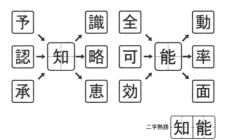

二字熟語　知能

言葉クイズ／答え　①炎天下
基礎トレ／答え　①単刀直入　②亭主関白

言葉学習　ナゾトレ

「ある」の言葉は、共通の法則にしたがっています。その法則は何でしょうか？　見抜いて答えてください。

言葉クイズ

正しいのはどちら？　①采配を振る　②采配をふるう、

ある	なし
そら 空	りく 陸
しょくぱん 食パン	あんぱん 餡パン
かべ 壁	ゆか 床
じごく 地獄	てんごく 天国
ふく 福	わざわい 禍

ヒント／「ある」の方に付いたり、あったりします

答え

答え
「ある」に
共通する法則

基礎トレ

意味と合う四字熟語の読みを書きましょう

① 満 身 創 痍
体じゅうが傷だらけの様子。また、ひどく非難されて痛めつけられること。

② 未 来 永 劫
これから未来に渡る、果てしなく長い年月。永遠。

●025日目／答え

人	事	心	大	胆	道
径	異	小	同	日	者
半	動	行	時	進	行
信	不	立	直	月	歩
半	間	人	氷	下	独
疑	時	照	日	独	立

「候補」の漢字をマスに当てはめて、熟語が重なりつながるクロスワードを作ってください。さらに、二重枠の漢字で四字熟語を考えて、下にあるマスに書いてみましょう。

言葉クイズ

「有無」の読みは、
①うむ　②ゆうむ
のどちら？

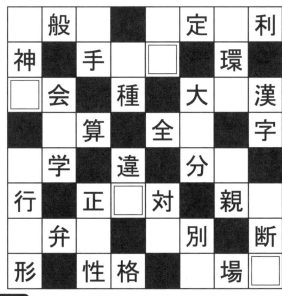

候補

一　教　金　計　決　師　食　人　切　通　手　当
母　反　品　部　法　名　面

答え

四字熟語

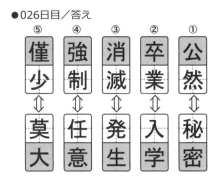

基礎トレ

意味と合う四字熟語の漢字を書きましょう

① 難□□不□□
なん　こう　　　ふ　らく

いくら働きかけても、相手がなかなか自分の要望を受け入れてくれないこと。

② 二□□三□□
に　そく　　さん　もん

売値が非常に安いこと。いくら売っても、儲けが出ないほどの安値で売ること。

●026日目／答え

⑤ 僅少 ⇔ 莫大
④ 強制 ⇔ 任意
③ 消滅 ⇔ 発生
② 卒業 ⇔ 入学
① 公然 ⇔ 秘密

言葉クイズ／答え ①〜枚（まい）
基礎トレ／答え ①天下一品　②得意満面

太い下線の言葉は、会話の中で使われている「カタカナ語（外来語）」です。それを日本語に置き換えました。その日本語を漢字で書いてください。

言葉クイズ

①師南役 ②指南役、正しいのはどちら？

答え

① 部下への<u>ハラスメント</u>で上司退社。

日本語置き換え →

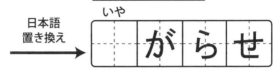

（いや）がらせ

② <u>オプション</u>で遊覧船観光を追加。

日本語置き換え →

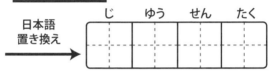

じ ゆう せん たく

③ <u>プロモーション</u>で著者来店。

日本語置き換え →

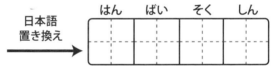

はん ばい そく しん

④ 一台の自動車の使用時間を<u>シェア</u>。

日本語置き換え →

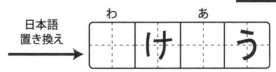

（わ）け（あ）う

基礎トレ

意味と合う四字熟語の読みを書きましょう

① 明 鏡 止 水
邪念がなく、澄み切って落ち着いた心の形容。

② 無 芸 大 食
特技や取り柄がないにもかかわらず、食べることだけは人並みであること。

●027日目／答え
「ある」の方の言葉には「耳」が付いたり、あったりすることが法則です。空耳、食パンにミミがある、壁に耳あり、地獄耳、福耳。

言葉クイズ／答え ①采配を振る
基礎トレ／答え ①まんしんそうい
②みらいえいごう

漢字パズル　漢字ネットワーク

学習日　／　月　日

「候補」の漢字をマスに当てはめて、15の三字熟語を作ってください。そのとき、太い線でつながれた2つのマスには、同じ漢字を入れてください。

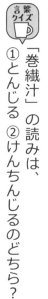

言葉クイズ

「巻繊汁」の読みは、
①とんじる
②けんちんじる
のどちら？

答え

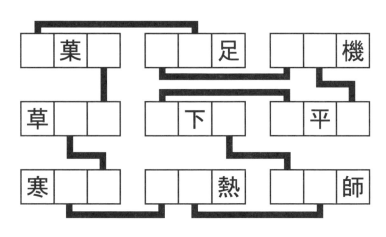

菓			足			機
草			下		平	
寒				熱		師

候補

化　気　子　線　団
地　無　道　駄

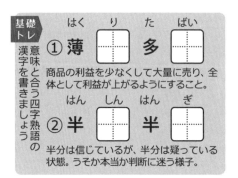

基礎トレ

漢字を書きましょう
意味と合う四字熟語の

① 薄　□□　多　□□

はく　り　た　ばい

商品の利益を少なくして大量に売り、全体として利益が上がるようにすること。

② 半　□□　半　□□

はん　しん　はん　ぎ

半分は信じているが、半分は疑っている状態。うそか本当か判断に迷う様子。

●028日目／答え

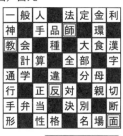

言葉クイズ／答え ①うむ
基礎トレ／答え ①難攻不落　②二束三文

漢字をバラバラに分けて、順序を入れ替えました。パーツを正しく並べて、意味の通る三文字熟語を答えてください。

①相撲の取り組みの数え方は①〜番（ばん）②〜試合（しあい）のどちら？

答え

例　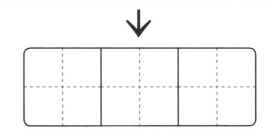　宴会

⤋

基礎トレ

意味と合う四字熟語の読みを書きましょう

① 大 和 撫 子
日本女性のしとやかさ、奥ゆかしさ、美しさをたたえていうことば。

② 勇 猛 果 敢
勇ましくて力強く、決断力のあるさま。

●029日目／答え
①ハラスメント＝嫌がらせ
②オプション＝自由選択
③プロモーション＝販売促進
④シェア＝分け合う

言葉クイズ／答え ②指南役
基礎トレ／答え ①めいきょうしすい
②むげいたいしょく

学習日 ／ 月 日

ある共通点にしたがって、言葉を集めました。しかしこの中に、共通点を満たさない「仲間はずれ」が1つあります。それはどれでしょう？

言葉クイズ

① 汚名返上 ② 汚名挽回、正しいのはどちら？

答え

```
       九      春
     名   夏   冬
       秋   初
```

ヒント／興行が行なわれる

仲間はずれ [　　　　　　]

基礎トレ

意味と合う四字熟語の漢字を書きましょう

ひゃく にん ひゃく よう
① 百 □□ 百 □

人は、めいめいがそれぞれ違った考え方ややり方をするということ。

ふ か か ち
② 付 □□ 価 □

生産過程で付け加えられる新たな価値のこと。

● 030日目／答え

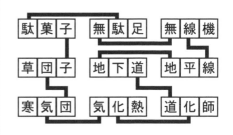

言葉クイズ／答え ②けんちんじる
基礎トレ／答え ①薄利多売　②半信半疑

言葉学習　同義語

違う言葉なのに意味がほぼ同じ言葉の関係を「同義語」といいます。「候補」をマスに当てはめて、「同義語」になるようにしてください。

言葉クイズ

「壊死」の読みは、①かいし ②えしのどちら？

答え

---

④

薄　‖　淡

思いやりがないこと。

同情や親切心がないこと。

③

転　‖　転

住居を変えること。

引っ越し。転宅。

②

厚　‖　切

思いやりのある心。

心の底からすること。

①

記　‖　記

文章にして書きしるすこと。

候補

親　意　冷　述
居　筆　情　移

●031日目／答え

軽｜音｜楽

基礎トレ　意味と合う四字熟語の読みを書きましょう

① 輪　廻　転　生

人が生まれ変わり、死に変わりし続けること。

② 老　若　男　女

老いも若きも、男も女も。あらゆる人々。万人。

---

034 日目

学習日　月／日

カタカナが書かれた5つの部品を、5×5の枠に詰め込んで、クロスワードを作ってください。部品は枠からはみ出したり、重なってはいけません。きっちり部品を詰め込んだときに、二重枠のカタカナを上から読んでできる言葉を、下のマスに書いてみましょう。

言葉クイズ

① 互格　② 互角、正しいのはどちら？

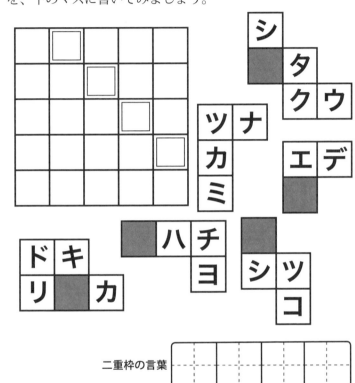

答え

二重枠の言葉

●032日目／答え

「冬」が仲間はずれです。相撲の「場所」の名前の最初の文字が仲間の共通点でした。初場所、春場所、夏場所、名古屋場所、秋場所、九州場所。冬場所はありません。

基礎トレ

意味と合う四字熟語の漢字を書きましょう

① 不□□へい　不□□まん
ある物事や状態に対して、心持ちが穏やかでなく満ち足りないさま。

② 変□□へん　自□□ざい
現れたり消えたり変化したりが、自由自在であるさま。

言葉クイズ／答え ①汚名返上
基礎トレ／答え ①百人百様　②付加価値

学習日 月 日

例と同じ要領で、漢字の部分をうまく組み合わせて、二字熟語を作ってください。

例 士＋原＋心＋頁＝ 志 願

① 各＋白＋足＋糸＋水

＝ □□

② 十＋九＋米＋分＋石

＝ □□

答え

---

① 六 根 清 浄

欲や迷いを断ち切って、心身が清らかになること。

② 和 気 藹 藹

心と心が通じ合い、和やかな気分が周囲に満ちあふれている様子。

●033日目／答え

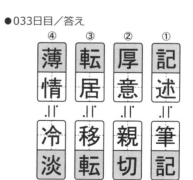

④ 薄情 冷淡
③ 転居 移転
② 厚意 親切
① 記述 筆記

言葉クイズ／答え ②えし
基礎トレ／答え ①りんねてんしょう
②ろうにゃくなんにょ

47

学習日 ／ 月 日

漢字パズル 四字熟語ブロック分割

枠の中に四字熟語を詰め込みました。その中の1つを太い枠で囲みました。同じ要領で、4つのマスを連続させて、四字熟語を囲んでください。最後に連続しない4つのマスが残ります。その漢字で四字熟語を考えて、下にあるマスに書いてみましょう。

言葉クイズ

①たらこの数え方は、①〜盛（もり）②〜腹（はら）のどちら？

答え

仙	無	反	根	奮	子	獅	付
登	律	背	無	迅	縦	雷	和
化	二	食	実	事	食	同	林
羽	容	暴	飲	暴	徒	尽	肉
横	姿	端	麗	無	為	酒	池

四字熟語 ☐☐☐☐

基礎トレ

意味と合う四字熟語の漢字を書きましょう

① 我 ☐☐ 引 ☐☐
（が／でん／いん／すい）
他人のことを考えず、自分に都合がいいように言ったり行動したりすること。

② 疑 ☐☐ 暗 ☐☐
（ぎ／しん／あん／き）
疑いの心から、なんでもないことでも怖いと思い、疑わしく感じることのたとえ。

●034日目／答え

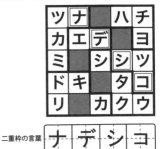

ツ	ナ		ハ	チ
カ	エ	デ		ヨ
ミ		シ	シ	ツ
ド	キ		タ	コ
リ		カ	ク	ウ

二重枠の言葉 ナ デ シ コ

言葉クイズ／答え ②互角
基礎トレ／答え ①不平不満 ②変幻自在

学習日　月／日

ここに並ぶ二字熟語は異なる読み方ができます。言葉の意味をヒントにして、その読み方を2つずつひらがなで書いてください。

言葉クイズ

正しいのはどちら？

①濡れ手で泡　②濡れ手で粟、

生花

① (　　　　　) 自然の生きた花。「—店に勤めてます」。

② (　　　　　) 花と花器と組み合わせ、鑑賞用の作品を作る。

目下

① (　　　　　) 年齢・地位などが自分より低い人のこと。

② (　　　　　) 現在。ただ今。「—のところ不明」。

風車

① (　　　　　) 羽根車に柄を付け、風で回るようにしたおもちゃ。

② (　　　　　) 風を大きな羽根車に受けて回転させ、動力を得る装置。

答え

黒子

① (　　　　　) 表に出ないで物事を処理する人。陰で支える人。

② (　　　　　) 皮膚にみられる黒褐色の斑。アズキ大までの物。

基礎トレ

意味と合う四字熟語の読みを書きましょう

① **大　同　小　異**
だいたいは同じだが、細かい点に違いのあること。似たりよったり。

② **馬　耳　東　風**
他人の意見や批評に注意を払わず、聞き流すことのたとえ。

● 035日目／答え

①の二字熟語

路　線

②の二字熟語

粉　砕

言葉クイズ／答え ①ごま
基礎トレ／答え ①ろっこんしょうじょう
　　　　　　　　②わきあいあい

038日目

学習日　月　日

例と同じ要領で、①〜⑤のすべてが、慣用句になるように、線で結んでください。

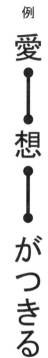

言葉クイズ

「会釈」の読みは、①えしゃく ②かいしゃくのどちら？

答え

例	①	②	③	④	⑤
愛	大	肩	手	冥	出
●	●	●	●	●	●
想	身	利	口	端	綱
●	●	●	●	●	●
がつきる	をしめる	をたたく	をくじく	がせまい	につきる

基礎トレ

意味と合う四字熟語の漢字を書きましょう

① 言　げん　こう　□□　一　いっ　ち　□□

言葉に出したことと、その行動が同じであること。

② 傲　ごう　まん　□□　無　ぶ　れい　□□

おごりたかぶって、他人をあなどり、礼儀を知らないような態度をとること。

●036日目／答え

仙	無	反	根	奮	子	獅	付
登	律	背	無	迅	縦	雷	和
化	二	食	実	事	食	同	林
羽	容	暴	飲	暴	徒	尽	肉
横	姿	端	麗	無	為	酒	池

四字熟語 | 縦 | 横 | 無 | 尽 |
|---|---|---|---|

言葉クイズ／答え ②〜腹（はら）
基礎トレ／答え ①我田引水　②疑心暗鬼

学習日　　月／　日

9つの二字熟語のうち、8つは「読み」でしりとりが成り立ちます。では、しりとりに入れない二字熟語はどれでしょう。下の枠に書いてください。

言葉クイズ

① 耳障り ② 耳触り、正しいのはどちら？

答え

海獺	剃刀	瓦斯
生姜	面子	蝶鮫
酢橘	辛夷	氷柱

しりとりに入れない二字熟語

基礎トレ

意味と合う四字熟語の読みを書きましょう

① **罵詈雑言**
汚い言葉で、悪口を並べ立ててののしること。また、その言葉。

② **傍若無人**
人前をはばからず、勝手に振る舞うさま。

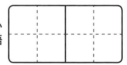

●037日目／答え
生花／①せいか　②いけばな
目下／①めした　②もっか
風車／①かざぐるま　②ふうしゃ
黒子／①くろこ　②ほくろ

言葉クイズ／答え ②濡れ手で粟
基礎トレ／答え ①だいどうしょうい
　　　　　　②ばじとうふう

まったくヒントのないクロスワードです。言葉のつながりだけをたよりにして、候補の言葉を、5×5の枠に詰め込んで、クロスワードを作ってください。さらに、二重枠のカタカナを上から読んでできる言葉を、下のマスに書いてみましょう。

言葉クイズ

「蒟蒻」の読みは、①はんぺん ②こんにゃく のどちら？

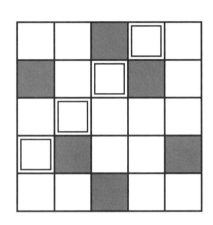

候補

ウニ　ウリ　タコ　デシ　ピザ　ミソ
コピー　ザコウ　シゴト　スリミ
ロトウ　ローコスト

答え

二重枠の言葉

基礎トレ

意味と合う四字熟語の漢字を書きましょう

① 宣 [　] 布 [　]
せん　せん　ふ　こく

相手国に対して、戦争を宣言して公布すること。

② 創 [　] 工 [　]
そう　い　く　ふう

だれも思いつかなかったことを考え、それを行うため方策を考えること。

●038日目／答え
①大一口をたたく
②肩一身一がせまい
③手一綱一をしめる
④冥一利一につきる
⑤出一端一をくじく

言葉クイズ／答え ①えしゃく
基礎トレ／答え ①言行一致　②傲慢無礼

52

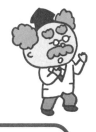

横井教授がおススメする
脳の若さを保つ生活習慣

有酸素運動で
はつらつ

酸素を取り込みながら行う有酸素運動は、心肺機能の改善や脳への刺激、骨の強化、ストレスの緩和・発散などが期待できます。ウォーキング、ジョギング、水泳、ヨガ、エアロバイク、エアロビクスなどが実例です。

2つのことを
同時にこなす

有酸素運動と認知の刺激を同時に行う「二重課題」は、認知症予防に効果的です。ウォーキングしながら計算（暗算）をする、しりとり遊びをするなど、組み合わせて行ってみましょう。

簡単にできる
運動を身に付ける

自宅でできる簡単な運動を身に付けておきましょう。例えば、空いた時間に5分ほどのつま先立ちや片足立ち、スクワットなどの運動もおすすめ。立った位置で左右の膝を交互に上げ下げする「その場駆け足」も効果的。暮らしに取り入れてみましょう。

思い出して書いてみましょう

最近、興味を
持っているスポーツ

最近、興味を
持っているドラマ

●039日目／答え
しりとりに入れない
二字熟語

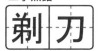 かみそり

しりとりは次のようになります。
海獺（らっこ）→辛夷（こぶし）→生姜（しょうが）→瓦斯（がす）→酢橘（すだち）→蝶鮫（ちょうざめ）→面子（めんつ）→氷柱（つらら）→（らっこ）に戻る

言葉クイズ／答え ①耳障り
基礎トレ／答え ①ばりぞうごん
②ぼうじゃくぶじん

「候補」をマスに当てはめて、4つの四字熟語を作ってください。さらに、使わずに「候補」に残った漢字で、三字熟語を作って、下にあるマスに書いてみましょう。

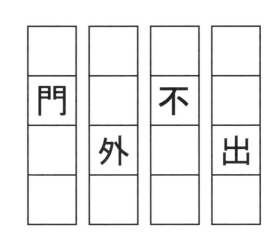

門

外

不

出

候補

演 患 貴 議 語 思 情 専
内 七 重 品 友 憂 用

三字熟語

言葉クイズ
①箪笥（たんす）〜棹（さお）の数え方は、②〜台（だい）のどちら？

答え

基礎トレ　意味と合う四字熟語の漢字を書きましょう

ご　しょう　だい　じ
① 後　┼　大　┼

非常に大切にすること。そのことを揶揄して用いることが多い。

ご　り　む　ちゅう
② 五　┼　霧　┼

物事の様子や手掛かりがつかめず、方針や見込みが立たず困ること。

●040日目／答え

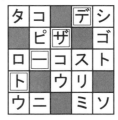

タ	コ		デ	シ
		ピ	ザ		ゴ
ロ	ー	コ	ス	ト
ト		ウ	リ	
ウ	ニ		ミ	ソ

二重枠の言葉

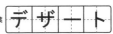

デ ザ ー ト

言葉クイズ／答え ②こんにゃく
基礎トレ／答え ①宣戦布告　②創意工夫

学習日　月／日

漢字を使って絵を描いてみました。何を表しているのでしょうか？

言葉クイズ

①心血を注ぐ ②心血を傾ける、正しいのはどちらっ?

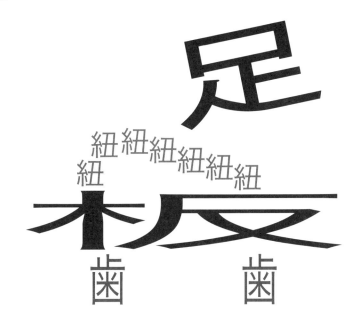

答え

答え

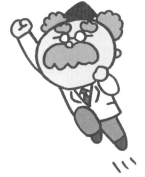

基礎トレ

意味と合う四字熟語の読みを書きましょう

① 忙 中 有 閑

忙しい中にもほっと一息つく場面があるということ。

② 無 礼 千 万

はなはだしく礼儀にはずれていること。この上なく失礼なこと。

三字熟語スケルトン

「候補」の三字熟語で、熟語同士が重なりつながるスケルトンを作ってください。さらに、二重枠の漢字で三字熟語を考えて、下にあるマスに書いてみましょう。

「押印」の読みは、
①おしいん ②おういんのどちら？

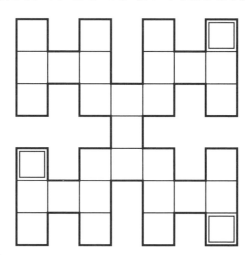

候補

一般人	火曜日	着心地	紅一点	百日紅
三冠王	終盤戦	心配事	心理面	第三者
天王山	配電盤	百面相	無人駅	山火事

答え

三字熟語

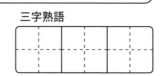

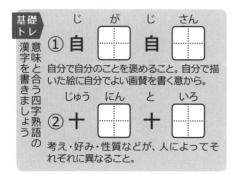

基礎
トレ

意味と合う四字熟語の漢字を書きましょう

① じ が じ さん
自 □ 自 □

自分で自分のことを褒めること。自分で描いた絵に自分でよい画賛を書く意から。

② じゅう にん と いろ
十 □ 十 □

考え・好み・性質などが、人によってそれぞれに異なること。

●041日目／答え

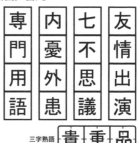

| 専門用語 | 内憂外患 | 七不思議 | 友情出演 |

三字熟語 貴重品

言葉クイズ/答え ①〜棹（さお）
基礎トレ/答え ①後生大事 ②五里霧中

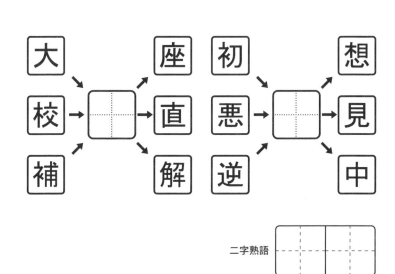

044日目

漢字パズル 二字熟語をつなげ！

矢印の方向に読むと二字熟語ができるように、中央のマスに漢字を当てはめてください。当てはめた漢字は二字熟語になっています。二字熟語を下のマスに書いてみましょう。

言葉クイズ

① 快的 ② 快適、正しいのはどちら？

大　校　補

座　直　解

初　悪　逆

想　見　中

二字熟語

答え

基礎トレ

意味と合う四字熟語の読みを書きましょう

① 眉　目　秀　麗

容貌がすぐれ、大変美しいさま。男性に用いる語。

② 丁　稚　奉　公

年少者が、商人または職人の家で、雑役などの仕事をすること。

●042日目／答え

下駄

言葉クイズ／答え ①心血を注ぐ
基礎トレ／答え ①ぼうちゅうゆうかん
②ぶれいせんばん

57

学習日　月／日

パズル面のすべてのマスを、「候補」の言葉で埋めましょう。一文字目を、パズル面の同じ番号のマスに入れ、タテかヨコの隣接するマスを進んで埋めてください。ただし、他の言葉にある同じ文字とはマスを共通できます。

言葉クイズ

「搾菜」の読みは、①ザーサイ　②キムチのどちら？

答え

（パズル面）

		1	2	3	
	4		5		6
7		8			
	9	10	11		
	12			13	

候補

①ゴリラ　②オランウータン　③トナカイ

④タヌキ　⑤ライオン　⑥カルガモ　⑦キリン

⑧モルモツト　⑨ヤマネコ　⑩ジヤガー

⑪キツツキ　⑫コアラ　⑬トラ

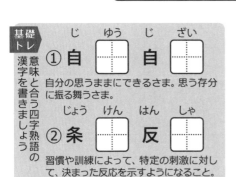

基礎トレ

意味と合う四字熟語の漢字を書きましょう

① 自［じ］＋［ゆう］　自［じ］＋［ざい］
自分の思うままにできるさま。思う存分に振る舞うさま。

② 条［じょう］＋［けん］　＋［はん］反＋［しゃ］
習慣や訓練によって、特定の刺激に対して、決まった反応を示すようになること。

●043日目／答え

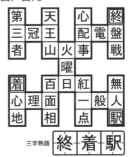

三字熟語　終→着→駅

言葉クイズ／答え ②おういん
基礎トレ／答え ①自画自賛　②十人十色

言葉学習　反対語

意味がまったく逆になる言葉の関係を「反対語」といいます。候補の漢字をマスに当てはめて、それぞれ「反対語」になるようにしてください。

言葉クイズ

①〜本（ほん）②〜挺（ちょう）のどちら？

ハサミの数え方は、

答え

⑤ 覚

④ 散

③ 山

② 楽

① 局

⇕

⑤ 眠

④ 結

③ 頂

② 勝

① 身

候補

麓　睡　醒　辛　勝
山　部　集　全　開

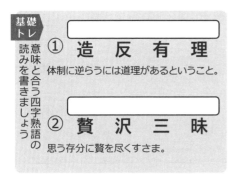

基礎トレ
意味と合う四字熟語の読みを書きましょう

① 造 反 有 理
体制に逆らうには道理があるということ。

② 贅 沢 三 昧
思う存分に贅を尽くすさま。

●044日目／答え

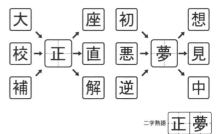

大
校 → 正 → 直
補

座
初
悪 → 夢 → 見
解
逆

想
中

二字熟語　正 夢

言葉クイズ／答え ②快適
基礎トレ／答え ①びもくしゅうれい
　　　　　　　②でっちほうこう

学習日　月　日

言葉学習　ナゾトレ

「ある」の言葉は、共通の法則にしたがっています。
その法則は何でしょうか？　見抜いて答えてください。

言葉クイズ

①二の舞を踏む　②二の舞を演じる、正しいのはどちら？

ある	なし
たこ 蛸	いか 烏賊
ちゃ 茶	こーひー 珈琲
うみ 海	りく 陸
まる 丸	しかく 四角
みっか 三日	いちにち 一日

ヒント／「ある」の後ろに何かが付きます

答え

答え
「ある」に
共通する法則

基礎トレ

意味と合う四字熟語の漢字を書きましょう

じん　ちゅう　み　まい
① 陣 □ 見 □
忙しく働いている人をたずね、慰労すること。

ぜつ　たい　ぜつ　めい
② 絶 □ 絶 □
物事のあとさきも分からなくなるくらいに正常な意識を失うこと。

●045日目／答え

キ	ヌ	¹ゴ	²オ	³ト	ナ
ン	⁴タ	リ	⁵ラ	イ	⁶カ
リ	ー	ウ	ン	オ	ル
⁷キ	ガ	⁸モ	ル	モ	ガ
マ	⁹ヤ	¹⁰ジ	¹¹キ	ツ	ツ
ネ	¹²コ	ア	ラ	¹³ト	キ

言葉クイズ／答え ①ザーサイ
基礎トレ／答え ①自由自在　②条件反射

048日目 漢字パズル 漢字詰めクロスワード

「候補」の漢字をマスに当てはめて、熟語が重なりつながるクロスワードを作ってください。さらに、二重枠の漢字で四字熟語を考えて、下にあるマスに書いてみましょう。

言葉クイズ

「大舞台」の読みは、
①おおぶたい
②だいぶたい
のどちら？

答え

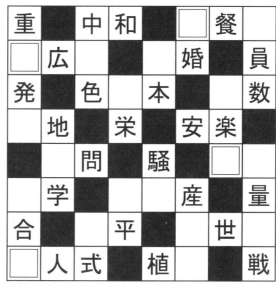

候補

会 器 見 公 作 質 出 新 成 打 大 動
晩 光 表 不 物 物 間

四字熟語 □□□□

基礎トレ

意味と合う四字熟語の読みを書きましょう

① 縦 横 無 尽
自由自在に物事を行うさま。思う存分に。四方八方に限りない意から。

② 時 代 錯 誤
時代の異なるものを混同して考えること。

●046日目／答え

⑤	④	③	②	①
覚醒	散開	山麓	楽勝	局部
⇕	⇕	⇕	⇕	⇕
睡眠	集結	山頂	辛勝	全身

言葉クイズ／答え ②〜挺（ちょう）
基礎トレ／答え ①ぞうはんゆうり
　　　　　　②ぜいたくざんまい

北海道の地名を漢字で書いた物が上段に並んでいます。下段のカタカナと線で結んで、漢字とその正しい読みを答えてください。

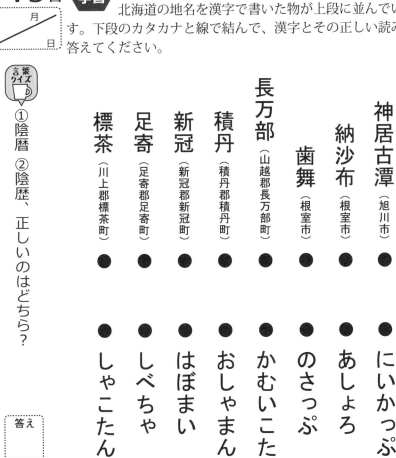

言葉クイズ
①陰暦 ②陰歴、正しいのはどちら？

答え

神居古潭（旭川市）● ● にいかっぷ

納沙布（根室市）● ● あしょろ

歯舞（根室市）● ● のさっぷ

長万部（山越郡長万部町）● ● かむいこたん

積丹（積丹郡積丹町）● ● おしゃまんべ

新冠（新冠郡新冠町）● ● はぼまい

足寄（足寄郡足寄町）● ● しべちゃ

標茶（川上郡標茶町）● ● しゃこたん

●047日目／答え
「ある」の言葉には「坊主」が付くことが法則です。蛸坊主、茶坊主、海坊主、丸坊主、三日坊主。

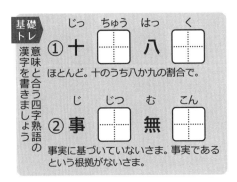

言葉クイズ／答え ②二の舞を演じる
基礎トレ／答え ①陣中見舞 ②絶体絶命

050日目

漢字パズル 漢字ネットワーク

学習日 月 日

「候補」の漢字をマスに当てはめて、15 の三字熟語を作ってください。そのとき、太い線でつながれた 2 つのマスには、同じ漢字を入れてください。

言葉クイズ「占地」の読みは、①わらび ②しめじ のどちら？

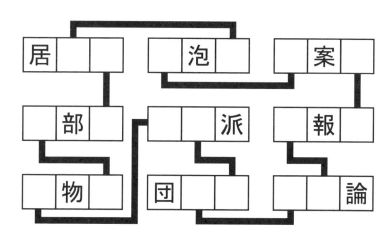

居 | 泡 | 案
部 | 派 | 報
物 | 団 | 論

候補

実 酒 大 果 結
発 者 屋 力

答え

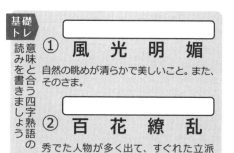

基礎トレ 意味と合う四字熟語の読みを書きましょう

① 風 光 明 媚
自然の眺めが清らかで美しいこと。また、そのさま。

② 百 花 繚 乱
秀でた人物が多く出て、すぐれた立派な業績が一時期にたくさん現れること。

●048日目／答え

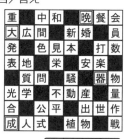

四字熟語 大器晩成

言葉クイズ／答え ①おおぶたい
基礎トレ／答え ①じゅうおうむじん
②じだいさくご

63

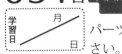
学習日　月／日

漢字をバラバラに分けて、順序を入れ替えました。パーツを正しく並べて、意味の通る三文字熟語を答えてください。

言葉クイズ

① 盆栽（ぼんさい）の数え方は、①〜鉢（はち）②〜植（うえ）のどちら？

答え

例　苺安 → 宴会

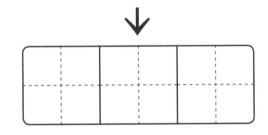

↓

基礎トレ

意味と合う四字熟語の漢字を書きましょう

①自 □□ 自 □
じ・ごう・じ・とく

自分の行いの報いを自分が受けること。悪い報いを受ける場合に用いる。

②時 □ 尚 □
じ・き・しょう・そう

その事を実行するには、まだ時が早過ぎること。また、そのさま。

●049日目／答え
標茶 ＝しべちゃ
足寄 ＝あしょろ
新冠 ＝にいかっぷ
積丹 ＝しゃこたん
長万部 ＝おしゃまんべ
歯舞 ＝はぼまい
納沙布 ＝のさっぷ
神居古潭 ＝かむいこたん

言葉クイズ／答え ①陰暦
基礎トレ／答え ①十中八九　②事実無根

言葉学習

ナゾトレ・仲間をさがせ

「英」という共通点にしたがって、言葉を集めました。では、①〜③で共通点を満たす「仲間」はどれでしょう？

言葉クイズ

①寸暇を惜しんで　②寸暇を惜しまず、正しいのはどちら？

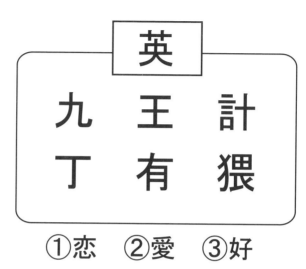

英

九丁　王有　計猥

①恋　②愛　③好

ヒント／ある言葉を漢字に変えています

答え

仲間 ［　　　　　　　］

基礎トレ

意味と合う四字熟語の読みを書きましょう

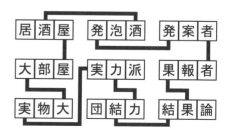

① 悲 喜 交 交
悲しみと喜びを、代わる代わる味わうこと。

② 波 瀾 万 丈
変化がきわめて激しく、劇的であるさま。

●050日目／答え

居酒屋	発泡酒	発案者
大部屋	実力派	果報者
実物大	団結力	結果論

言葉クイズ／答え ②しめじ
基礎トレ／答え ①ふうこうめいび
　　　　　　②ひゃっかりょうらん

言葉学習　同義語

違う言葉なのに意味がほぼ同じ言葉の関係を「同義語」といいます。「候補」をマスに当てはめて、「同義語」になるようにしてください。

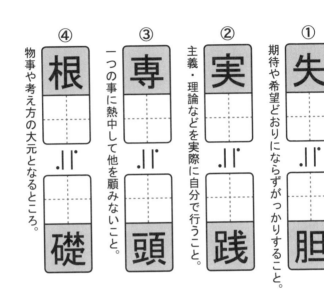

① 失□／□胆
期待や希望どおりにならずがっかりすること。

② 実□／□践
主義・理論などを実際に自分で行うこと。

③ 専□／□頭
一つの事に熱中して他を顧みないこと。

④ 根□／□礎
物事や考え方の大元となるところ。

候補

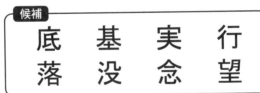

底　基　実　行
落　没　念　望

言葉クイズ

「徐に」の読みは、①じょに　②おもむろにのどちら？

答え

基礎トレ

意味と合う四字熟語の漢字を書きましょう

① 言□道□
　　ごん　ご　どう　だん
言葉に表せないほどあまりにひどいこと。とんでもないこと。もってのほか。

② 現□打□
　　げん　じょう　だ　は
現在の状況や状態、情勢などを、よい方向に思い切って変化させること。

●051日目／答え

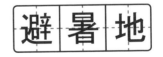

避暑地

言葉クイズ／答え　①〜鉢（はち）
基礎トレ／答え　①自業自得　②時期尚早

054日目

言葉パズル ジグソークロス

　　カタカナが書かれた5つの部品を、5×5の枠に詰め込んで、クロスワードを作ってください。部品は枠からはみ出したり、重なってはいけません。きっちり部品を詰め込んだときに、二重枠のカタカナを上から読んでできる言葉を、下のマスに書いてみましょう。

言葉クイズ

① 前後策　② 善後策、正しいのはどちら？

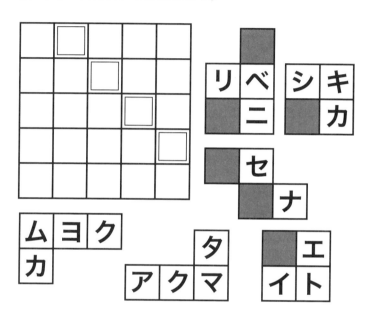

答え

二重枠の言葉

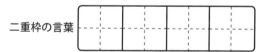

基礎トレ

意味と合う四字熟語の読みを書きましょう

① 天 真 爛 漫
飾らず自然のままの姿があふれ出ているさま。

② 津 津 浦 浦
全国至る所。全国のすみずみ。

●052日目／答え

②愛。「英語」のアルファベットと同じ音の漢字が仲間の共通点です。
九＝Q、王＝O、計＝K、丁＝T、有＝U、猥＝Y。②愛＝Iです。

言葉クイズ／答え ①寸暇を惜しんで
基礎トレ／答え ①ひきこもごも
　　　　　　②はらんばんじょう

例と同じ要領で、漢字の部分をうまく組み合わせて、二字熟語を作ってください。

学習日 ／ 月 日

言葉クイズ

「焼売」の読みは、①シューマイ ②ギョーザのどちら？

答え

例 士＋原＋心＋頁＝ 志 願

① 力＋金＋月＋竹＋失 ＝ ☐☐

② 色＋夫＋糸＋貝＋夫 ＝ ☐☐

基礎トレ

意味と合う四字熟語の漢字を書きましょう

① 義 ☐（ぎ・り）人 ☐（にん・じょう）

過去のいきさつやしがらみのために避けられない付き合い。

② 臨 ☐（りん・き）応 ☐（おう・へん）

状況に応じた行動をとること。場合によって、その対応を変えること。

● 053日目／答え

④ 根底 ⇊ 基礎
③ 専念 ⇊ 没頭
② 実行 ⇊ 実践
① 失望 ⇊ 落胆

言葉クイズ／答え ②おもむろに
基礎トレ／答え ①言語道断 ②現状打破

枠の中に四字熟語を詰め込みました。その中の1つを太い枠で囲みました。同じ要領で、4つのマスを連続させて、四字熟語を囲んでください。最後に連続しない4つのマスが残ります。その漢字で四字熟語を考えて、下にあるマスに書いてみましょう。

言葉クイズ

①山の数え方は、①〜構え（かまえ）②〜座（ざ）のどちら？

答え

洋	魂	和	糊	沈	消	気	躍
才	如	昧	模	狼	藉	意	折
任	立	曖	落	花	面	衰	曲
責	身	出	世	母	乳	盛	余
帯	連	目	傘	日	栄	枯	紆

四字熟語

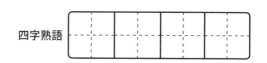

基礎トレ

意味と合う四字熟語の読みを書きましょう

① 猪 突 猛 進
目標に対して、向こう見ずに突き進むこと。

② 魑 魅 魍 魎
人に害を与える化け物の総称。私欲のために悪だくみをする者のたとえ。

●054日目／答え

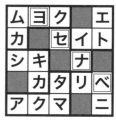

ム	ヨ	ク		エ	
カ		セ	イ	ト	
シ	キ		ナ		
		カ	タ	リ	ベ
ア	ク	マ			ニ

二重枠の言葉 ヨ セ ナ ベ

言葉クイズ／答え ②善後策
基礎トレ／答え ①てんしんらんまん
②つつうらうら

69

マス目には同じ読み「かんき」になる二字熟語が入ります。言葉の意味をヒントに「候補」の漢字をマス目に当てはめて、5つの二字熟語を書き分けてください。

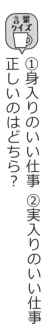

言葉クイズ

① 身入りのいい仕事　② 実入りのいい仕事、正しいのはどちら？

答え

かんき

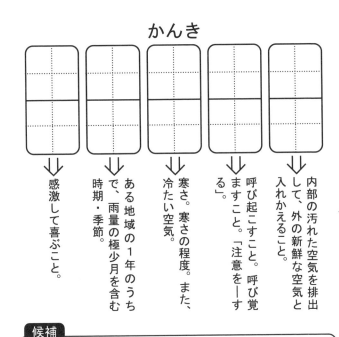

⇩ 感激して喜ぶこと。

⇩ ある地域の1年のうちで、雨量の極少月を含む時期・季節。

⇩ 寒さ。寒さの程度。また、冷たい空気。

⇩ 呼び起こすこと。呼び覚ますこと。「注意を—する」。

⇩ 内部の汚れた空気を排出して、外の新鮮な空気と入れかえること。

候補

気　歓　起　喜　喚
換　季　寒　気　乾

基礎トレ　意味と合う四字熟語の漢字を書きましょう

りっ　しん　しゅっ　せ

① 立□□出□
社会的に高い地位について名声を得ること。

らん　ぶん　らん　ひつ

② 乱□□乱□
文章が乱れていて、書いた字もきれいでないこと。

●055日目／答え

①の二字熟語

鉄｜筋

②の二字熟語

絶｜賛

言葉クイズ／答え　①シューマイ
基礎トレ／答え　①義理人情　②臨機応変

例と同じ要領で、①〜⑤のすべてが、慣用句になるように、線で結んでください。

学習日　　月　　日

言葉クイズ

「御中」の読みは、①おんちゅう ②ごちゅうのどちらか？

答え

例	①	②	③	④	⑤
愛	半	眼	鉄	御	途
●	●	●	●	●	●
想	方	畳	輿	槌	鏡
●	●	●	●	●	●
がつきる	をくだす	をかつぐ	にくれる	にかなう	をいれる

基礎トレ

意味と合う四字熟語の読みを書きましょう

① 高 嶺 之 花
高い峰に咲く花のように、眺めるばかりで、手にすることのできない物や人。

② 大 器 晩 成
大人物は遅れて頭角を現すということ。

●056日目／答え

洋	魂	和	糊	沈	消	気	躍
才	如	昧	模	狼	藉	意	折
任	立	曖	落	花	面	衰	曲
責	身	出	世	母	乳	盛	余
帯	連	目	傘	日	栄	枯	紆

四字熟語　面 目 躍 如

言葉クイズ／答え ②〜座（ざ）
基礎トレ／答え ①ちょとつもうしん
　　　　　　②ちみもうりょう

059 日目

言葉学習 難読しりとりループ

9つの二字熟語のうち、8つは「読み」でしりとりが成り立ちます。では、しりとりに入れない二字熟語はどれでしょう。下の枠に書いてください。

学習日　月　日

① 淘汰 ② 陶汰、正しいのはどちら？

樺太	硫黄	椰子
家鴨	華奢	味蕾
紙魚	朱鷺	雲霞

答え

しりとりに入れない二字熟語 ☐☐

基礎トレ
意味と合う四字熟語の漢字を書きましょう

① 有[ゆう][めい]無[む][じつ]
名ばかりが立派で、それに見合う実質が伴わないさま。

② 無[む][り]難[なん][だい]
理屈に合わない無理な注文。実現がとうてい不可能な要求。

●057日目／答え

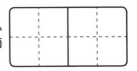

かんき

| 歓喜 | 乾季 | 寒気 | 喚起 | 換気 |

言葉クイズ／答え ②実入りのいい仕事
基礎トレ／答え ①立身出世　②乱文乱筆

72

060日目 言葉パズル ノーヒントクロス

まったくヒントのないクロスワードです。言葉のつながりだけをたよりにして、候補の言葉を、5×5の枠に詰め込んで、クロスワードを作ってください。さらに、二重枠のカタカナを上から読んでできる言葉を、下のマスに書いてみましょう。

言葉クイズ

「成吉思汗」の読みは、①ホイコーロー　②ジンギスカンのどちら？

答え

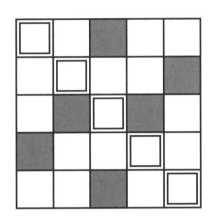

候補

オジ　ガマ　キミ　ネジ　ホシ
ホホ　マリ　ミノ　キイロ　シコク
スイリ　イノシシ　オクガイ

二重枠の言葉

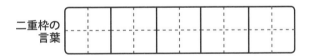

基礎トレ

意味と合う四字熟語の読みを書きましょう

① 息 災 延 命
災難を無くし、寿命を延ばすこと。

② 切 磋 琢 磨
友人同士が互いに励まし合い競争し合って、共に向上すること。

●058日目／答え
①半一畳一をいれる
②眼一鏡一にかなう
③鉄一槌一をくだす
④御一輿一をかつぐ
⑤途一方一にくれる

言葉クイズ／答え　①おんちゅう
基礎トレ／答え　①たかねのはな　②たいきばんせい

横井教授がおススメする
脳の若さを保つ生活習慣

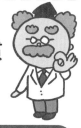

指先から若返る感覚で

指先を動かすことは、脳にもよい刺激になります。指先を動かしながら脳を活性化することとして「塗り絵」「折り紙」はおすすめ。料理、楽器演奏も効果が見込めるでしょう。自炊をして、栄養管理を行うことは脳にも体にもいいことです。

予防にも役立つ手書きの効果

「毎日、朝と夜に血圧測定し記録する」「家計簿や日記を付ける」など、記録をとることで記憶は深まり、健康を保ついい習慣となります。年賀状や手紙を手書きすることも、認知症予防には効果的です。

会話を楽しんで脳いきいき

おしゃべりを楽しみましょう。コミュニケーションは脳活性に役立ちます。親しい人やいつも同じ人ではなく、いろんな人に会うこともおすすめ。慣れない相手と話す緊張感も新鮮な刺激として、積極的に行ってみましょう。

思い出して書いてみましょう

最近、美味しかった
食べ物・料理

最近、外食した
店の名前

●059日目／答え
**しりとりに入れない
二字熟語**

 あひる

しりとりは次のようになります。
樺太（からふと）→朱鷺（とき）→華奢（きゃしゃ）→椰子（やし）→紙魚（しみ）→味蕾（みらい）→硫黄（いおう）→雲霞（うんか）→（からふと）に戻る

言葉クイズ／答え ①淘汰
基礎トレ／答え ①有名無実 ②無理難題

061日目

漢字パズル 四字熟語見つけた！

学習日 ／ 月 日

「候補」をマスに当てはめて、4つの四字熟語を作ってください。さらに、使わずに「候補」に残った漢字で、三字熟語を作って、下にあるマスに書いてみましょう。

言葉クイズ
① 家の数え方は、〜棟（むね） ②〜軒（けん）のどちら？

答え

赤			
	道		
		直	
			下

候補

組 国 債 三 字 帯 単 天
刀 日 入 熱 番 報 林

三字熟語

基礎トレ

意味と合う四字熟語の読みを書きましょう

① 興 味 津 津

おもしろ味や関心が尽きず、あとからあとからわいてくるさま。

② 堅 牢 堅 固

守りが非常に堅く、容易に破られたり動じたりしないさま。

● 060日目／答え

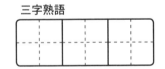

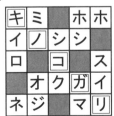

二重枠の言葉 キノコガリ

言葉クイズ／答え ②ジンギスカン
基礎トレ／答え ①そくさいえんめい
②せっさたくま

75

漢字パズル　漢字イラスト

漢字を使って絵を描いてみました。何を表しているのでしょうか？

学習日　月　日

言葉クイズ

①目端が利く　②目鼻が利く、正しいのはどちら？

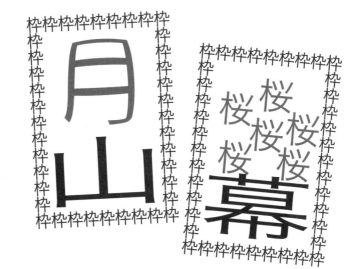

答え

答え

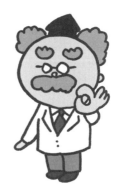

基礎トレ

意味と合う四字熟語の漢字を書きましょう

① 意 [い][き] 消 [しょう][ちん]

元気をなくすこと。しょげかえること。

② 異 [い][く] 同 [どう][おん]

多くの人がみな口をそろえて、同じことを言うこと。

063 日目

漢字パズル　三字熟語スケルトン

学習日　／　月／日

「候補」の三字熟語で、熟語同士が重なりつながるスケルトンを作ってください。さらに、二重枠の漢字で三字熟語を考えて、下にあるマスに書いてみましょう。

言葉クイズ

「完遂」の読みは、
① かんつい ② かんすい のどちら？

答え

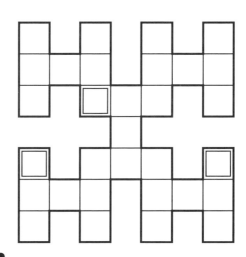

候補

意地悪	親不孝	大地主	感無量	気化熱
近海魚	解熱剤	罪悪感	実行力	実物大
地中海	如意棒	排気量	不品行	無生物

三字熟語

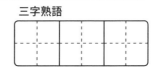

基礎トレ

意味と合う四字熟語の読みを書きましょう

① 孤 軍 奮 闘
支援する者がない中、一人で懸命に戦うこと。

② 孤 立 無 援
頼るものがなく、一人ぼっちで助けのないさま。

● 061日目／答え

赤	報	単	三
字	道	刀	日
国	番	直	天
債	組	入	下

三字熟語　熱　帯　林

言葉クイズ／答え ②〜軒（けん）
基礎トレ／答え ①きょうみしんしん
②けんろうけんご

77

漢字パズル 二字熟語をつなげ！

矢印の方向に読むと二字熟語ができるように、中央のマスに漢字を当てはめてください。当てはめた漢字は二字熟語になっています。二字熟語を下のマスに書いてみましょう。

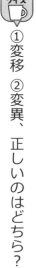

言葉クイズ

① 変移 ② 変異、正しいのはどちら？

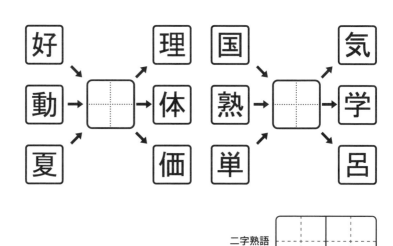

二字熟語

答え

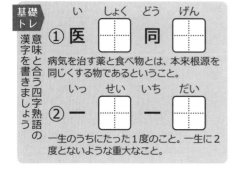

基礎トレ

意味と合う四字熟語の漢字を書きましょう

① 医 [い] [しょく] 同 [どう] [げん]

病気を治す薬と食べ物とは、本来根源を同じくする物であるということ。

② 一 [いっ] [せい] 一 [いち] [だい]

一生のうちにたった１度のこと。一生に２度とないような重大なこと。

●062日目／答え

花札

言葉クイズ／答え ①目端が利く
基礎トレ／答え ①意気消沈 　②異口同音

パズル面のすべてのマスを、「候補」の言葉で埋めましょう。一文字目を、パズル面の同じ番号のマスに入れ、タテかヨコの隣接するマスを進んで埋めてください。ただし、他の言葉にある同じ文字とはマスを共通できます。

言葉クイズ

「素麺」の読みは、①そうめん ②ラーメンのどちら？

答え

（パズル面：マス番号 1、2、3、4、5、6、7、8、9、10、11、12 が配置された6×6のグリッド）

候補

①八方美人　②五風十雨　③一番風呂

④十中八九　⑤二者択一　⑥四国地方

⑦三日坊主　⑧二人三脚　⑨九官鳥

⑩一石二鳥　⑪再三再四　⑫三三九度

基礎トレ

意味と合う四字熟語の読みを書きましょう

① 渾 然 一 体
いくつかの物が溶け合って区別がつかないさま。

② 色 即 是 空
現世に存在するあらゆる事物や現象は実体ではなく、空無であるということ。

●063日目／答え

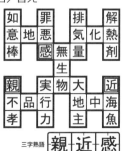

三字熟語　親近感

言葉クイズ／答え ②かんすい
基礎トレ／答え ①こぐんふんとう　②こりつむえん　79

意味がまったく逆になる言葉の関係を「反対語」といいます。候補の漢字をマスに当てはめて、それぞれ「反対語」になるようにしてください。

言葉クイズ

①イカの数え方は、①～杯（はい）②～匹（ひき）のどちら？

答え

⑤ 祖 ⇕ 孫

④ 消 ⇕ 産

③ 和 ⇕ 議

② 自 ⇕ 培

① 独 ⇕ 帯

候補

解 栽 生 費 争
先 生 妻 子 身

基礎トレ

意味と合う四字熟語の漢字を書きましょう

① 一 [いち][じゅう] 一 [いっ][さい]

非常に粗末な食事のたとえ。汁物もおかずも一品の食事の意から。

② 右 [う][おう] 左 [さ][おう]

混乱しうろたえて、右に行ったり左に行ったりすること。

●064日目／答え

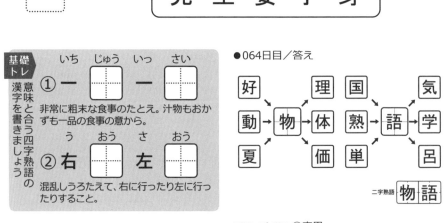

好 動 夏 → 物 → 体 理 価 国 熟 単 → 語 → 学 気 呂

二字熟語 物 語

言葉クイズ／答え ②変異
基礎トレ／答え ①医食同源 ②一世一代

言葉学習 ナゾトレ

「ある」の言葉は、共通の法則にしたがっています。
その法則は何でしょうか？　見抜いて答えてください。

言葉クイズ

① 熱にうなされる　② 熱に浮かされる、正しいのはどちら？

ある	なし
おとこ 男	おんな 女
しょうねん 少年	しょうじょ 少女
にほん 日本	いんど 印度
いっぴき 一匹	にひき 二匹
おくり 送り	むかえ 迎え

ヒント／「ある」の前に付いたり後ろに付いたりします

答え

答え
「ある」に
共通する法則

基礎トレ

意味と合う四字熟語の読みを書きましょう

① 獅 子 奮 迅
獅子が奮い立って、猛進するような激しい勢い。

② 自 然 淘 汰
長い間には劣悪な物は滅び、優良な物だけが自然に生き残ること。

●065日目／答え

九	¹八	中	²五	³一	択
地	方	⁴十	風	番	者
国	美	雨	呂	鳥	二
⁶四	人	⁷三	脚	官	石
再	⁸二	日	度	⁹九	¹⁰一
三	¹¹再	坊	主	三	¹²三

言葉クイズ／答え ①そうめん
基礎トレ／答え ①こんぜんいったい
　　　　　　　②しきそくぜくう

漢字パズル 漢字詰めクロスワード

「候補」の漢字をマスに当てはめて、熟語が重なりつながるクロスワードを作ってください。さらに、二重枠の漢字で四字熟語を考えて、下にあるマスに書いてみましょう。

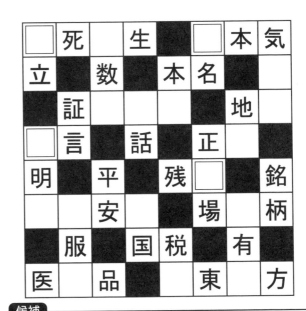

言葉クイズ
①「間髪をいれず」の読みは、
①かんはつをいれず
②かんぱつをいれず
のどちら？

答え

候補
一 家 化 会 回 関 起 券 社 所 全 地
内 熱 念 発 面 薬

四字熟語 （マス）

基礎トレ

おう きゅう そ ち
① 応 □ 措 □

さし迫った事態に際し、被害を最小限に食いとめるための作業。

おん こ ち しん
② 温 □ 知 □

昔の事柄をもう一度調べて、新たな道理や知識を見い出し自分の物とすること。

意味と合う四字熟語の漢字を書きましょう

●066日目／答え

	⑤	④	③	②	①
	祖先	消費	和解	自生	独身
	⇕	⇕	⇕	⇕	⇕
	子孫	生産	争議	栽培	妻帯

言葉クイズ／答え ①〜杯（はい）
基礎トレ／答え ①一汁一菜 ②右往左往

学習日　月／日

太い下線の言葉は、会話の中で使われている「カタカナ語（外来語）」です。それを日本語に置き換えました。その日本語を漢字で書いてください。

言葉
クイズ

①指適　②指摘、正しいのはどちら？

答え

① <u>モチベーション</u>となる勇気ある言葉。

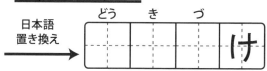

日本語置き換え → 　どう　き　づ　　け

② <u>プライオリティー</u>の高い仕事。

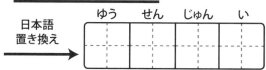

日本語置き換え → 　ゆう　せん　じゅん　い

③ <u>セカンドオピニオン</u>で原因究明。

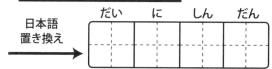

日本語置き換え → 　だい　に　しん　だん

④ <u>コンプライアンス</u>に従う会社。

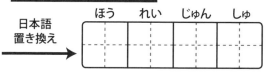

日本語置き換え → 　ほう　れい　じゅん　しゅ

基礎
トレ

意味と合う四字熟語の読みを書きましょう

① 叱咤激励
大声で励まして、奮い立たせること。

② 四面楚歌
周囲がすべて敵や反対者で、まったく孤立して、助けや味方がいないこと。

●067日目／答え
「ある」の言葉には「狼」が付くことが法則です。狼男、狼少年、日本狼、一匹狼、送り狼。

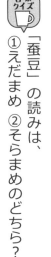

「候補」の漢字をマスに当てはめて、15の三字熟語を作ってください。そのとき、太い線でつながれた2つのマスには、同じ漢字を入れてください。

言葉クイズ

「蚕豆」の読みは、①えだまめ ②そらまめ のどちら？

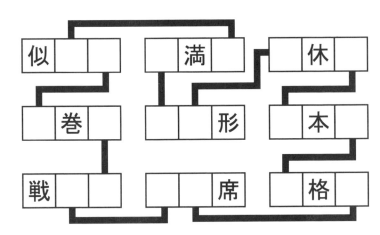

似　　満　　休
　巻　　形　　本
戦　　　席　　格

候補

絵　顔　記　人　定
日　不　者　物

答え

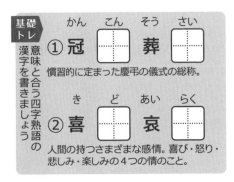

基礎トレ

意味と合う四字熟語の漢字を書きましょう

①冠　こん　そう　さい
　　葬

慣習的に定まった慶弔の儀式の総称。

②喜　き　ど　あい　らく
　　哀

人間の持つさまざまな感情。喜び・怒り・悲しみ・楽しみの4つの情のこと。

●068日目／答え

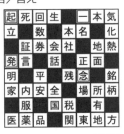

起	死	回	生		一	本	気
立		数		本	名		化
	証	券	会	社		地	熱
発	言		話		正	面	
明		平		残	念		銘
家	内	安	全		場	所	柄
	服		国	税		有	
医	薬	品		関	東	地	方

四字熟語　一念発起

漢字パズル バラバラ漢字

漢字をバラバラに分けて、順序を入れ替えました。パーツを正しく並べて、意味の通る三文字熟語を答えてください。

学習日　月／日

言葉クイズ
① 織物の数え方は、①〜本（ほん）②〜反（たん）のどちら？

答え

例　吞安 → 宴会

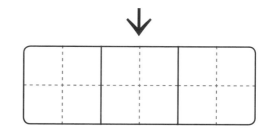

↓

基礎トレ
意味と合う四字熟語の読みを書きましょう

① 杓子定規
一定の基準や形式で、すべてを律しようとすること。

② 酒池肉林
贅沢の限りを尽くした盛大な宴会。また、みだらな宴会のたとえ。

●069日目／答え
①モチベーション＝動機付け
②プライオリティー＝優先順位
③セカンドオピニオン＝第二診断
④コンプライアンス＝法令遵守

言葉クイズ／答え ②指摘
基礎トレ／答え ①しっかくきれい　②しめんそか

学習日　月／日

言葉学習

ナゾトレ・仲間外れをさがせ

　ある共通点にしたがって、言葉を集めました。しかしこの中に、共通点を満たさない「仲間はずれ」が１つあります。それはどれでしょう？

言葉クイズ

①台風一過　②台風一家、正しいのはどちら？

答え

| 胡瓜　　蜂蜜 |
| 牛蒡　苺　椎茸 |
| 大根　　山椒 |

ヒント／何かが隠れています

仲間はずれ

基礎トレ

意味と合う四字熟語の漢字を書きましょう

しゅん　か　しゅう　とう
① 春□□秋□
四季のこと。また、「季節を問わず」「一年中」の意。

しょう　しん　しょう　めい
② 正□□正□
まったくうそ偽りがないこと。偽りのない本物であること。

●070日目／答え

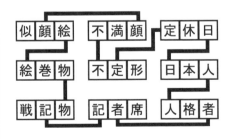

似顔絵	不満顔	定休日
絵巻物	不定形	日本人
戦記物	記者席	人格者

言葉クイズ／答え　②そらまめ
基礎トレ／答え　①冠婚葬祭　②喜怒哀楽

073日目

違う言葉なのに意味がほぼ同じ言葉の関係を「同義語」といいます。「候補」をマスに当てはめて、「同義語」になるようにしてください。

学習日　月　日

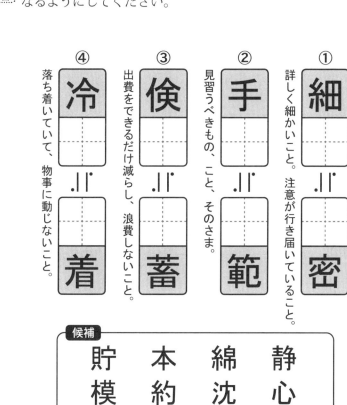

言葉クイズ

「帰依」の読みは、①きい ②きえのどちら？

答え

④
冷
‖゛
着

落ち着いていて、物事に動じないこと。

③
倹
‖゛
蓄

出費をできるだけ減らし、浪費しないこと。

②
手
‖゛
範

見習うべきもの、こと、そのさま。

①
細
‖゛
密

詳しく細かいこと。注意が行き届いていること。

候補

貯　本　綿　静
模　約　沈　心

●071日目／答え

繁｜華｜街

基礎トレ

意味と合う四字熟語の読みを書きましょう

① 森　羅　万　象
天地間に存在する、数限りないすべての物（万物）や事象。

② 曖　昧　模　糊
はっきりせず、ぼんやりしているさま。あやふやなさま。

言葉クイズ／答え ②〜反（たん）
基礎トレ／答え ①しゃくしじょうぎ
　　　　　　　②しゅちにくりん

学習日　　月　　日

言葉クイズ

① 心機　② 心気、正しいのはどちら？

カタカナが書かれた5つの部品を、5×5の枠に詰め込んで、クロスワードを作ってください。部品は枠からはみ出したり、重なってはいけません。きっちり部品を詰め込んだときに、二重枠のカタカナを上から読んでできる言葉を、下のマスに書いてみましょう。

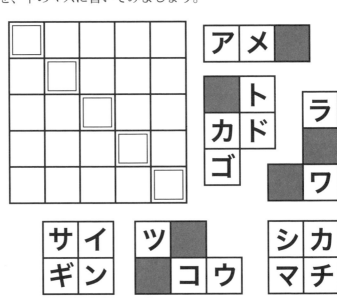

答え

二重枠の言葉

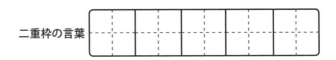

基礎トレ

意味と合う四字熟語の漢字を書きましょう

しん　しゅつ　き　ぼつ
① 神□□鬼□

自由自在に素早く現れたり、隠れたりすること。

せい　とう　ぼう　えい
② 正□□防□

不当な侵害に対して、自分や他の人を守るためにやむを得ず行使する加害行為。

●072日目／答え
「大根」が仲間はずれです。漢字の読みの最初に、数字が入っているのが仲間の共通点でした。胡瓜＝9、蜂蜜＝8、牛蒡＝5、苺＝1、椎茸＝4、山椒＝3。

言葉クイズ／答え　①台風一過
基礎トレ／答え　①春夏秋冬　②正真正銘

88

075日目

漢字パズル 漢字部首たし算

学習日　月／日

例と同じ要領で、漢字の部分をうまく組み合わせて、二字熟語を作ってください。

言葉クイズ
「乾酪」の読みは、①チーズ ②バターのどちら？

例　士＋原＋心＋頁＝ 志 願

① 山＋共＋立＋田＋而 ＝ □□

② 虫＋又＋立＋日＋馬 ＝ □□

答え

基礎トレ 意味と合う四字熟語の読みを書きましょう

① 阿 鼻 叫 喚
非常な辛苦の中で号泣し、救いを求めるさま。非常に悲惨でむごたらしいさま。

② 唯 唯 諾 諾
事の良し悪しにかかわらず、何事でもはいはいと従うさま。

●073日目／答え

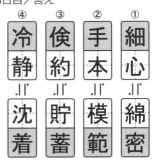

④ 冷静／沈着　③ 倹約／貯蓄　② 手本／模範　① 細心／綿密

言葉クイズ／答え ②きえ
基礎トレ／答え ①しんらばんしょう ②あいまいもこ

89

学習日 月 日

枠の中に四字熟語を詰め込みました。その中の1つを太い枠で囲みました。同じ要領で、4つのマスを連続させて、四字熟語を囲んでください。最後に連続しない4つのマスが残ります。その漢字で四字熟語を考えて、下にあるマスに書いてみましょう。

言葉クイズ

鏡の数え方は、①〜面（めん）②〜枚（まい）のどちら？

答え

鳥	花	同	雷	和	付	挽	回
風	心	坦	懐	水	名	誉	闘
月	虚	故	知	新	事	戦	苦
狠	鏡	温	平	穏	無	悪	止
狼	章	周	明	題	難	理	無

四字熟語

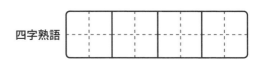

基礎トレ

意味と合う四字熟語の漢字を書きましょう

① 先　必
せん て ひっ しょう
戦いの局面で相手よりも先に攻撃を仕掛ければ、必ず勝てるということ。

② 千　役
せん りょう やく しゃ
ここ一番というときに、見事な活躍をする人のこと。

●074日目／答え

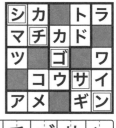

シ	カ				ト	ラ
マ	チ	カ	ド			
ツ			ゴ			ワ
		コ	ウ	サ	イ	
ア	メ			ギ	ン	

二重枠の言葉　シ チ ゴ サ ン

言葉クイズ／答え ①心機
基礎トレ／答え ①神出鬼没　②正当防衛

言葉学習 同じ漢字・違う読みと意味

ここに並ぶ二字熟語は異なる読み方ができます。言葉の意味をヒントにして、その読み方を2つずつひらがなで書いてください。

言葉クイズ

①素人はだし ②玄人はだし、正しいのはどちら？

気質
①（　）気立て。気性。「母方から流れる芸術家の—」。
②（　）職業・環境などが同じ人に見られる、特有の気風。

分別
①（　）物事の善悪・損得などをよく考えること。
②（　）種類によって分けること。区別すること。

建立
①（　）寺院や堂・塔などを建てること。
②（　）築き上げること。打ち立てること。「国家を—する」。

人気
①（　）人々の気受け。世間一般の評判。
②（　）人の居るようす。人の気配。「—のない場所」。

答え

●075日目／答え

①の二字熟語
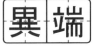
異端

②の二字熟語
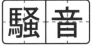
騒音

基礎トレ 意味と合う四字熟語の読みを書きましょう

① 因 果 応 報
良い行いをすれば良い報いがあり、悪い行いをすれば悪い報いがあるということ。

② 得 手 勝 手
他人に構わず自分の都合ばかりを考えて、わがまま放題にするさま。

言葉クイズ／答え ①チーズ
基礎トレ／答え ①あびきょうかん ②いいだくだく

91

言葉学習　慣用句線つなぎ

例と同じ要領で、①〜⑤のすべてが、慣用句になるように、線で結んでください。

言葉クイズ

「気障」の読みは、
① きざ
② きしょう
のどちら？

答え

例	①	②	③	④	⑤
愛	物	因	私	軍	大
●	●	●	●	●	●
想	門	議	枚	縁	腹
●	●	●	●	●	●
がつきる	をはたく	をこやす	にくだる	をつける	をかもす

基礎トレ

意味と合う四字熟語の漢字を書きましょう

① 相　そう　し　相　そう　あい
□□□□

互いに慕い合い、愛し合っていること。

② 大　たい　ぎ　名　めい　ぶん
□□□□

人として、また、臣として国家や君主に対して守るべき道理・本分や節義。

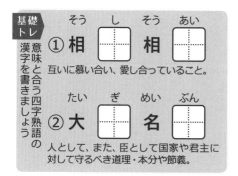

● 076日目／答え

鳥	花	同	雷	和	付	挽	回
風	心	坦	懐	水	名	誉	闘
月	虚	故	知	新	事	戦	苦
狽	鏡	温	平	穏	無	悪	止
狼	章	周	明	題	難	理	無

四字熟語　明 鏡 止 水

言葉クイズ／答え ①〜面（めん）
基礎トレ／答え ①先手必勝　②千両役者

学習日 　月 ／ 日

9つの二字熟語のうち、8つは「読み」でしりとりが成り立ちます。では、しりとりに入れない二字熟語はどれでしょう。下の枠に書いてください。

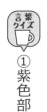

言葉クイズ

①紫色部 ②紫式部、正しいのはどちら？

駱駝	百済	栄螺
胡麻	反故	舞妓
恰幅	小糠	拿捕

答え

しりとりに入れない二字熟語

基礎トレ

意味と合う四字熟語の読みを書きましょう

① 雲 泥 之 差
天の雲と地の泥の差の意から、きわめてかけ離れていることのたとえ。

② 往 古 来 今
綿々と続く時間の流れ。また、昔から今まで。

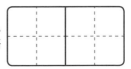

●077日目／答え
気質／①きしつ　②かたぎ
分別／①ふんべつ　②ぶんべつ
建立／①こんりゅう　②けんりつ
人気／①にんき　②ひとけ

言葉クイズ／答え ②玄人はだし
基礎トレ／答え ①いんがおうほう　②えてかって　93

080日目 言葉パズル ノーヒントクロス

学習日　月　日

まったくヒントのないクロスワードです。言葉のつながりだけをたよりにして、候補の言葉を、5×5の枠に詰め込んで、クロスワードを作ってください。さらに、二重枠のカタカナを上から読んでできる言葉を、下のマスに書いてみましょう。

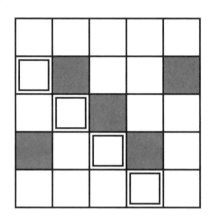

言葉クイズ
「叉焼」の読みは、①サラミ ②チャーシューのどちら？

候補

イム　キズ　ゴジ　ダン　ムダ
ムク　ジシヨ　ズイイ　タスキ
リンゴ　タイムリー　ホイクシヨ

答え

二重枠の言葉 ☐☐☐☐☐

基礎トレ
意味と合う四字熟語の漢字を書きましょう

① 悪 ☐☐ 苦 ☐☐
あく せん く とう
非常な困難の中で、苦しみながら一心に努力をすること。

② 暗 ☐☐ 模 ☐☐
あん ちゅう も さく
手がかりのないまま、あれこれとやってみること。

●078日目／答え
①物一議一をかもす
②因一縁一をつける
③私一腹一をこやす
④軍一門一にくだる
⑤大一枚一をはたく

言葉クイズ／答え ①きざ
基礎トレ／答え ①相思相愛　②大義名分

94

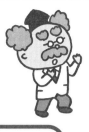

横井教授がおススメする
脳の若さを保つ生活習慣

人間関係を
円滑に

いくつになっても人とのつながりは大切。人間関係を普段から意識して円滑にする努力をしましょう。人間関係がうまくいっていないと、家に閉じこもりがちでうつ病になることも……。孤立を病が狙っていますよ。

続けられる
体操やスポーツを

運動は継続することが大切。痛みや持病があるときは無理をせず、体操やストレッチ、散歩など自分に合った物にしましょう。筋肉を新たに付けることより、筋肉の量を減らさない「維持」を心がけましょう。

料理で栄養管理と
認知症予防

普段、自分で食材を選んで、料理をしている人が料理をできなくなると認知症の疑いが出てきます。料理は、献立作りから買い物、調理、盛り付けと、頭を使う複雑な作業で、認知力のバロメーターになります。

思い出して書いてみましょう

最近、出かけた
行楽地・旅先

最近、一緒に
出かけたお友達

●079日目／答え
しりとりに入れない
二字熟語

 さざえ

しりとりは次のようになります。
駱駝（らくだ）→拿捕（だほ）→反故（ほご）→胡麻（ごま）→舞妓（まいこ）→小糠（こぬか）→恰幅（かっぷく）→百済（くだら）→（らくだ）に戻る

言葉クイズ／答え ②紫式部
基礎トレ／答え ①うんでいのさ
②おうこらいこん

081 日目

漢字パズル　四字熟語見つけた！

「候補」をマスに当てはめて、4つの四字熟語を作ってください。さらに、使わずに「候補」に残った漢字で、三字熟語を作って、下にあるマスに書いてみましょう。

言葉クイズ

電車の数え方は、①〜台（だい）②〜両（りょう）のどちら？

答え

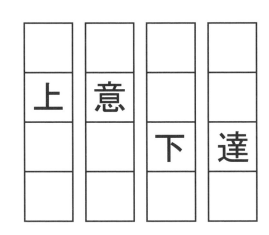

候補

技 競 高 車 車 成 即 中
途 当 飛 標 妙 目 陸

三字熟語

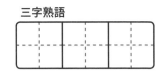

●080日目／答え

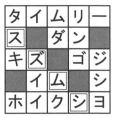

二重枠の言葉　スズムシ

基礎トレ

意味と合う四字熟語の漢字を書きましょう

① 他（た）□（りき）本（ほん）□（がん）

自分の力でなく、他人の力によって望みを叶えようとすること。

② 適（てき）□（ざい）適（てき）□（しょ）

その人の能力・性質によくあてはまる地位や任務を与えること。

言葉クイズ／答え ②チャーシュー
基礎トレ／答え ①悪戦苦闘　②暗中模索

96

漢字を使って絵を描いてみました。何を表しているのでしょうか?

① 青田買い ② 青田刈り、正しいのはどちら?

答え

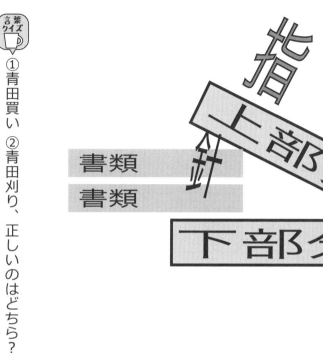

書類
書類

答え

意味と合う四字熟語の読みを書きましょう

① 岡 目 八 目

事の当事者よりも、第三者の方が情勢や利害得失などを正しく判断できること。

② 侃 侃 諤 諤

ひるまず述べて盛んに議論をするさま。議論の盛んなことの形容。

学習日 月 日

「候補」の三字熟語で、熟語同士が重なりつながるスケルトンを作ってください。さらに、二重枠の漢字で三字熟語を考えて、下にあるマスに書いてみましょう。

「逆鱗」の読みは、①ぎゃくりん ②げきりんのどちら？

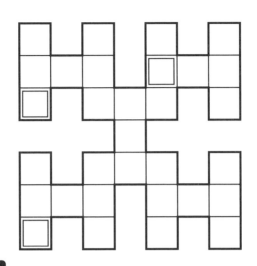

候補

弟切草	県大会	国有化	再放送	差別化
主権国	出題者	人生観	人類愛	大学生
別問題	放映権	枕草子	愛弟子	有袋類

答え

三字熟語

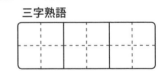

●081日目／答え

陸	当	途	目
上	意	中	標
競	即	下	達
技	妙	車	成

三字熟語 高 飛 車

基礎トレ 意味と合う四字熟語の漢字を書きましょう

① て まえ がっ て
手 ＋ 勝 ＋
自分の都合のよいようにばかり考えたり行動したりすること。

② てん か ご めん
天 ＋ 御 ＋
遠慮せずに、何かをなしてよいこと。世間的に公然と認められていること。

言葉クイズ／答え ②〜両（りょう）
基礎トレ／答え ①他力本願 ②適材適所

98

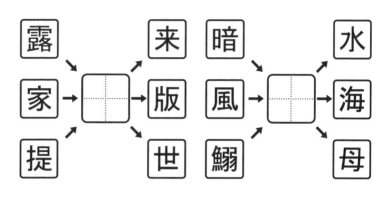

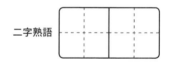

084 日目

漢字パズル 二字熟語をつなげ！

学習日　月／日

矢印の方向に読むと二字熟語ができるように、中央のマスに漢字を当てはめてください。当てはめた漢字は二字熟語になっています。二字熟語を下のマスに書いてみましょう。

言葉クイズ

正しいのはどちら？

① 危機一発　② 危機一髪、

露　来　暗　水
家　版　風　海
提　世　鰯　母

二字熟語

答え

基礎トレ

意味と合う四字熟語の読みを書きましょう

① 感 慨 無 量
深く身にしみて感じ、しみじみとした気持ちになること。

② 帰 巣 本 能
鳥や虫などが、遠く離れた所からでも自分の巣に帰ることができる能力。

●082日目／答え

ステープラー

（ホチキスとも言う）

言葉クイズ／答え ①青田買い
基礎トレ／答え ①おかめはちもく
　　　　　　　②かんかんがくがく

99

学習日　月　日

パズル面のすべてのマスを、「候補」の言葉で埋めましょう。一文字目を、パズル面の同じ番号のマスに入れ、タテかヨコの隣接するマスを進んで埋めてください。ただし、他の言葉にある同じ文字とはマスを共通できます。

言葉クイズ

「炒飯」の読みは、①チャーハン ②ピラフのどちら？

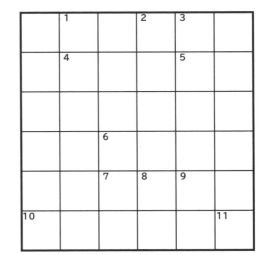

候補

①トラック　②オートバイ　③ヘリコプター

④バシヤ　⑤グライダー　⑥カヤツク

⑦イカダ　⑧センシヤ　⑨ヨツト

⑩センスイカン　⑪トロリーバス

答え

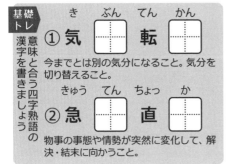

基礎トレ

意味と合う四字熟語の漢字を書きましょう

① 気 [き] [ぶん] 転 [てん] [かん]

今までとは別の気分になること。気分を切り替えること。

② 急 [きゅう] [てん] 直 [ちょっ] [か]

物事の事態や情勢が突然に変化して、解決・結末に向かうこと。

●083日目／答え

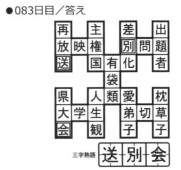

三字熟語 送別会

言葉クイズ／答え ②げきりん
基礎トレ／答え ①手前勝手　②天下御免

言葉学習　反対語

意味がまったく逆になる言葉の関係を「反対語」といいます。候補の漢字をマスに当てはめて、それぞれ「反対語」になるようにしてください。

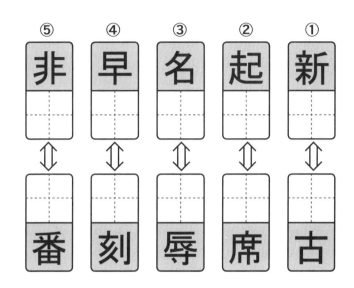

⑤ 非　④ 早　③ 名　② 起　① 新

⑤ 番　④ 刻　③ 辱　② 席　① 古

候補

番　遅　当　退　立
中　着　品　恥　誉

言葉クイズ

ブドウの数え方は
① 〜房（ふさ）
② 〜盛（もり）
のどちら？

答え

基礎トレ

意味と合う四字熟語の読みを書きましょう

① 疾　風　迅　雷

素早く激しいさま。速い風と激しい雷の意から。

② 遮　二　無　二

1つのことをがむしゃらにすること。むやみに。やたらと。

●084日目／答え

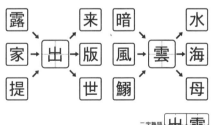

露　家　提　→　出　→　来　版　世

暗　風　鰯　→　雲　→　水　海　母

二字熟語　出　雲

言葉クイズ／答え　②危機一髪
基礎トレ／答え　①かんがいむりょう
　　　　　　　②きそうほんのう

101

「ある」の言葉は、共通の法則にしたがっています。その法則は何でしょうか？　見抜いて答えてください。

ある	なし
あぶら 油	すみ 炭
みず 水	こおり 氷
さなだ 真田	とよとみ 豊臣
なき 泣き	わらい 笑い
いも 芋	くだもの 果物

ヒント／「ある」の後ろに何かが付きます

言葉クイズ
①舌の先の乾かぬうちに
②舌の根の乾かぬうちに、
正しいのはどちら？

答え

答え
「ある」に
共通する法則

基礎トレ
意味と合う四字熟語の漢字を書きましょう

① きょう　み　ほん　い
興　□□　本　□□
おもしろければ、それでいいと思う傾向のこと。

② くう　ぜん　ぜつ　ご
空　□□　絶　□□
非常に珍しいこと、まれなこと。

●085日目／答え

ラ	ト	ー	オ	ヘ	リ
ツ	バ	イ	ラ	グ	コ
ク	シ	ダ	ー	タ	プ
ツ	ヤ	カ	ン	シ	ヤ
ン	ス	イ	セ	ヨ	ツ
セ	バ	ー	リ	ロ	ト

言葉クイズ／答え ①チャーハン
基礎トレ／答え ①気分転換　②急転直下

学習日　月／日

漢字パズル

漢字詰めクロスワード

「候補」の漢字をマスに当てはめて、熟語が重なりつながるクロスワードを作ってください。さらに、二重枠の漢字で四字熟語を考えて、下にあるマスに書いてみましょう。

言葉クイズ

「解熱」の読みは、①げねつ ②かいねつ のどちら?

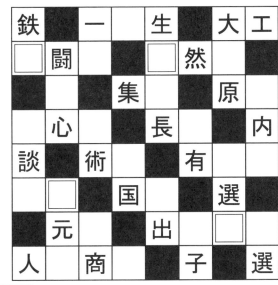

鉄		一		生		大	工
□	闘			□	然		
			集			原	
	心			長			内
談		術			有		
	□		国			選	
	元			出		□	
人		商			子		選

候補

案 家 会 外 気 空 草 拳 所 人 争 中
中 張 手 徒 当 年 年 品 棒 名 用

答え

四字熟語
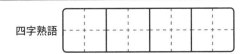

基礎トレ

意味と合う四字熟語の読みを書きましょう

① 春 愁 秋 思
春の日にふと感じる物悲しさと、秋の日にふと感じる寂しい思い。

② 心 頭 滅 却
困難な状況にあっても、超越した境地にあれば、苦しくないということ。

●086日目／答え

⑤	④	③	②	①
非番	早退	名誉	起立	新品
⇕	⇕	⇕	⇕	⇕
当番	遅刻	恥辱	着席	中古

言葉クイズ／答え ①〜房(ふさ)
基礎トレ／答え ①しっぷうじんらい ②しゃにむに

国の名前を漢字で書いた物が上段に並んでいます。下段のカタカナと線で結んで、漢字とその正しい読みを答えてください。

言葉クイズ

①応待 ②応対、正しいのはどちら？

答え

伯剌西爾	比律賓	土耳古	独逸	西班牙	瑞西	新嘉坡	牙買加
●	●	●	●	●	●	●	●
●	●	●	●	●	●	●	●
フィリピン	ジャマイカ	シンガポール	トルコ	スイス	ドイツ	スペイン	ブラジル

基礎トレ

意味と合う四字熟語の漢字を書きましょう

① 九 [く] [ぶ] 九 [く] [りん]
ほとんど完全に近いこと。ほとんど間違いなく確実なこと。

② 形 [けい] [せい] 一 [いっ] [ぺん]
物事のなりゆきやようすが急に変わること。

●087日目／答え

「ある」の言葉の後ろには「虫」が付くことが法則です。油虫、水虫、真田虫、泣き虫、芋虫。

言葉クイズ／答え ②舌の根の乾かぬうちに
基礎トレ／答え ①興味本位　②空前絶後

「候補」の漢字をマスに当てはめて、15の三字熟語を作ってください。そのとき、太い線でつながれた2つのマスには、同じ漢字を入れてください。

言葉クイズ

「心太」の読みは、①かんぴょう ②ところてん のどちら？

答え

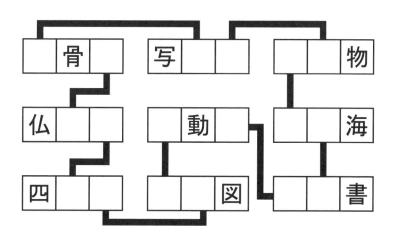

候補

機　真　説　体　頂
天　明　面　有

基礎トレ

意味と合う四字熟語の読みを書きましょう

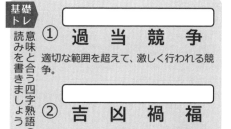

① 過当競争

適切な範囲を超えて、激しく行われる競争。

② 吉凶禍福

幸いとわざわい。よいことと悪いこと。また、めでたいことと縁起の悪いこと。

●088日目／答え

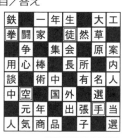

四字熟語　徒手空拳

言葉クイズ／答え ①げねつ
基礎トレ／答え ①しゅんしゅうしゅうし
②しんとうめっきゃく

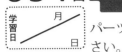
漢字パズル　バラバラ漢字

漢字をバラバラに分けて、順序を入れ替えました。パーツを正しく並べて、意味の通る三文字熟語を答えてください。

①花びらの数え方は、〜枚（まい）②〜片（ひら）のどちら？

答え

例　䘮妟 → 宴 会

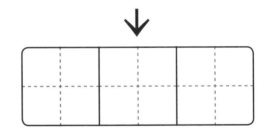

↓

基礎トレ

意味と合う四字熟語の漢字を書きましょう

① 三 〔さん〕 ＋ 三 〔さん しゃ〕 〔よう〕

やり方や考え方などが、人それぞれで違うこと。

② 好 〔こう き〕 到 〔とう らい〕

またとない、よい機会が巡ってくること。絶好の機会に恵まれること。

●089日目／答え
伯剌西爾＝ブラジル
比律賓＝フィリピン
土耳古＝トルコ
独逸＝ドイツ
西班牙＝スペイン
瑞西＝スイス
新嘉坡＝シンガポール
牙買加＝ジャマイカ

言葉クイズ／答え ②応対
基礎トレ／答え ①九分九厘　②形勢一変

言葉学習　ナゾトレ・仲間をさがせ

「ケン」という共通点にしたがって、言葉を集めました。では、①～③で共通点を満たす「仲間」はどれでしょう？

言葉
クイズ

① 取り付く島がない　② 取り付く暇がない、正しいのはどちら？

答え

| ケン |
| 三　千　石 |
| 鹿　鳥　熊 |

①得　②特　③徳

ヒント／それぞれ後ろに文字が続きます

仲間 [　　　　　　　]

基礎
トレ

意味と合う四字熟語の読みを書きましょう

① 辛　労　辛　苦
つらい目にあって、非常に苦労すること。

② 晴　耕　雨　読
田園で世間のわずらわしさを離れて、心穏やかに暮らすこと。

●090日目／答え

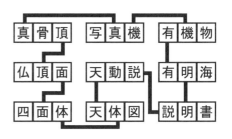

真	骨	頂		写	真	機		有	機	物
仏	頂	面		天	動	説		有	明	海
四	面	体		天	体	図		説	明	書

言葉クイズ／答え ②ところてん
基礎トレ／答え ①かとうきょうそう
②きっきょうかふく

093 日目

言葉学習 同義語

学習日 月 日

違う言葉なのに意味がほぼ同じ言葉の関係を「同義語」といいます。「候補」をマスに当てはめて、「同義語」になるようにしてください。

言葉クイズ

「古文書」の読みは、①こぶんしょ ②こもんじょのどちら？

④
体
‖
験

実際に見たり、聞いたり、行ったりすること。

③
互
‖
等

相対する双方の間に優劣・高下の差がないこと。

②
許
‖
承

事情をくんで納得すること。承知すること。

①
用
‖
備

物前に、必要な物や態勢を整えること。

候補
準 経 角 対
諾 了 験 意

答え

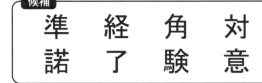

● 091日目／答え

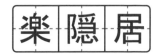

基礎トレ

意味と合う四字熟語の漢字を書きましょう

こう し こん どう
① 公 ☐ 混 ☐

公の事と、私事をきちんと区別をせずに扱うこと。

こ はる び より
② 小 ☐ 日 ☐

冬の初めの時期の、春のように暖かい気候のこと。

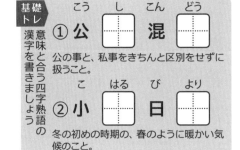

言葉クイズ／答え ②〜片（ひら）
基礎トレ／答え ①三者三様 ②好機到来

108

094日目

言葉パズル ジグソークロス

カタカナが書かれた5つの部品を、5×5の枠に詰め込んで、クロスワードを作ってください。部品は枠からはみ出したり、重なってはいけません。きっちり部品を詰め込んだときに、二重枠のカタカナを上から読んでできる言葉を、下のマスに書いてみましょう。

言葉クイズ

① 親不幸 ② 親不孝、正しいのはどちら？

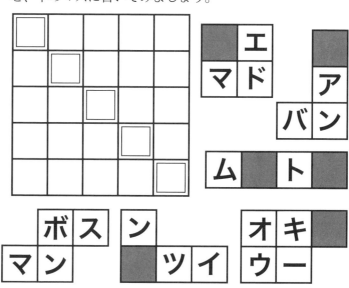

答え

二重枠の言葉

基礎トレ

意味と合う四字熟語の読みを書きましょう

① 清 廉 潔 白
心が清くて私欲がなく、後ろ暗いことのまったくないさま。

② 千 載 一 遇
滅多に訪れそうもない機会。二度と来ないかもしれないほど恵まれた状態。

●092日目／答え
「③徳」が仲間です。
ケン＝「県」でした。県名の最初の漢字が仲間の共通点です。三→三重県、千→千葉県、石→石川県、鹿→鹿児島県、鳥→鳥取県、熊→熊本県。徳→徳島県です。

言葉クイズ／答え ①取り付く島がない
基礎トレ／答え ①しんろうしんく
　　　　　　　②せいこううどく

例と同じ要領で、漢字の部分をうまく組み合わせて、二字熟語を作ってください。

学習日　月　日

言葉クイズ

「滑子」の読みは、
①なめこ
②もずく
のどちら？

答え

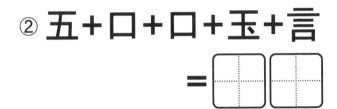

例　士＋原＋心＋頁＝ 志 願

①　角＋木＋女＋虫＋甘

＝ □ □

②　五＋口＋口＋玉＋言

＝ □ □

基礎トレ

意味と合う四字熟語の漢字を書きましょう

さい　さん　さい　し
①再 □ □ 再 □ □

何度も何度も。たびたび。

さん　ぴ　りょう　ろん
②賛 □ □ 両 □ □

賛成意見と反対意見の2つがあること、またその2つのそれぞれの意見のこと。

●093日目／答え

④	③	②	①
体験	互角	許諾	用意
‖	‖	‖	‖
経験	対等	了承	準備

言葉クイズ／答え ②こもんじょ
基礎トレ／答え ①公私混同　②小春日和

110

学習日　月／日

枠の中に四字熟語を詰め込みました。その中の1つを太い枠で囲みました。同じ要領で、4つのマスを連続させて、四字熟語を囲んでください。最後に連続しない4つのマスが残ります。その漢字で四字熟語を考えて、下にあるマスに書いてみましょう。

言葉クイズ

① 包丁の数え方は、〜本（ほん）②〜丁（ちょう）のどちら？

答え

両	否	賛	奔	快	無	稽	色
論	傲	麻	乱	刀	唐	是	即
鬼	岸	不	遜	放	荒	空	万
暗	憺	惨	心	苦	船	自	千
心	疑	由	白	河	夜	笑	止

四字熟語

基礎トレ

意味と合う四字熟語の読みを書きましょう

① 大言壮語
おおげさにいうこと。できそうにもないことや威勢のいいことをいうこと。

② 徹頭徹尾
最初から最後まで。終始。あくまで。けっして。

●094日目／答え

オ	キ		ボ	ス
ウ	ー	マ	ン	
ム		ト		ア
		エ	ン	バ	ン
マ	ド		ツ	イ

二重枠の言葉　オ｜ト｜バ｜イ

言葉クイズ／答え ②親不孝
基礎トレ／答え ①せいれんけっぱく
②せんざいいちぐう

111

言葉学習　同じ読みの5つの二字熟語

マス目には同じ読み「せいか」になる二字熟語が入ります。言葉の意味をヒントに「候補」の漢字をマス目に当てはめて、5つの二字熟語を書き分けてください。

せいか

（マス目 5つ）

① 菓子を作ること。「―業」。

② 野菜と果物（くだもの）。「―市場」。

③ オリンピック競技開催中、主競技場の聖火台に燃やしつづける火。

④ あることをして得られたよい結果。「研究の―」。

⑤ その人の生まれた家。また、実家。さと。

候補

聖　果　製　生　火
青　家　成　果　菓

言葉クイズ
①眉をしかめる ②顔をしかめる、正しいのはどちら？

答え □

基礎トレ　意味と合う四字熟語の漢字を書きましょう

りょう　さい　けん　ぼ
① 良 □ □ 賢 □ □

夫に対してはよい妻であり、子供に対しては養育に励む賢い母であること。

ごく　らく　じょう　ど
② 極 □ □ 浄 □ □

阿弥陀仏がいるとされる苦しみのない安楽の世界。

●095日目／答え

①の二字熟語

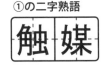
触　媒

②の二字熟語

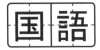
国　語

言葉クイズ／答え ①なめこ
基礎トレ／答え ①再三再四　②賛否両論

学習日 月／日

例と同じ要領で、①～⑤のすべてが、慣用句になるように、線で結んでください。

言葉クイズ
「言語道断」の読みは、
①ごんごどうだん
②げんごどうだん
のどちら？

答え

例	①	②	③	④	⑤
愛 ●	鼻 ●	糊 ●	怖 ●	骨 ●	食 ●
想 ●	口 ●	気 ●	指 ●	身 ●	息 ●
がつきる	があらい	にしみる	がうごく	をふるう	をしのぐ

基礎トレ
意味と合う四字熟語の読みを書きましょう

① 手前味噌
自分で自分を褒めること。自慢。

② 子子孫孫
末代まで。孫子（まごこ）の代まで。代々。子孫の続く限りの意。

●096日目／答え

両	否	賛	奔	快	無	稽	色
論	傲	麻	乱	刀	唐	是	即
鬼	岸	不	遜	放	荒	空	万
暗	憺	惨	心	苦	船	自	千
心	疑	由	白	河	夜	笑	止

四字熟語 自由奔放

言葉クイズ／答え ②～丁（ちょう）
基礎トレ／答え ①たいげんそうご
②てっとうてつび

9つの二字熟語のうち、8つは「読み」でしりとりが成り立ちます。では、しりとりに入れない二字熟語はどれでしょう。下の枠に書いてください。

言葉クイズ

① 圧観　② 圧巻、正しいのはどちら？

乳母	山女	流石
藺草	瑪瑙	琥珀
挽歌	楽屋	覚醒

答え

しりとりに入れない二字熟語 ☐☐

●097日目／答え

基礎トレ

意味と合う四字熟語の漢字を書きましょう

① 時 ☐☐ 到 ☐☐
　じ　き　とう　らい

事を起こそうとして、まさにその好機がやってきたこと。

② 自 ☐☐ 自 ☐☐
　じ　きゅう　じ　そく

必要とする物を他に求めず、すべて自分でまかない、足りるようにすること。

せいか

青	製	聖	成	生
果	菓	火	果	家

言葉クイズ／答え ②顔をしかめる
基礎トレ／答え ①良妻賢母　②極楽浄土

100日目

学習日　月／日

まったくヒントのないクロスワードです。言葉のつながりだけをたよりにして、候補の言葉を、5×5の枠に詰め込んで、クロスワードを作ってください。さらに、二重枠のカタカナを上から読んでできる言葉を、下のマスに書いてみましょう。

言葉クイズ

①「蜻蛉」の読みは、①カゲロウ ②トンボのどちら？

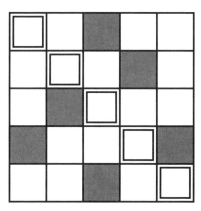

候補

ケウ　コツ　コン　ソコ　ミン　ラフ
アツサ　ギマン　コシヨ　サギシ
ソアク　フトン　マヨケ

答え

二重枠の言葉

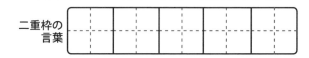

基礎トレ

意味と合う四字熟語の読みを書きましょう

① 背 水 之 陣
切羽詰まっていて、もう一歩も後にはひけないぎりぎりの状況。

② 破 顔 一 笑
にっこり笑うこと。

●098日目／答え
①鼻一息ーがあらい
②糊ー口ーをしのぐ
③怖一気ーをふるう
④骨一身ーにしみる
⑤食一指ーがうごく

言葉クイズ／答え ①ごんごどうだん
基礎トレ／答え ①てまえみそ　②ししそんそん

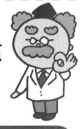

横井教授がおススメする
脳の若さを保つ生活習慣

カロリーと塩分は
摂り過ぎない

カロリー過多は活性酸素を増やし、脳の老廃物蓄積を促進すると考えられ、認知症発症リスクを上げると考えられています。また塩分過多の食生活は血管をもろくして、脳血管障害を引き起こしやすくします。

趣味を
持ってみましょう

塗り絵や折り紙、絵を描く、習字や切り絵をする。これらは「アートセラピー」と呼ばれる物で、指先を使う知的活動として、脳活性に効果があるといわれています。夢中になれる趣味を持ってみましょう。

農作業は
予防になります

農業や畑仕事は、何をどう育てるかを考える「知的活動」と実際に作業をする「運動」の双方向から脳活性に効果が見込めます。さらに収穫という報酬、達成感が得られることも、いい刺激となりおすすめです。

思い出して書いてみましょう

最近、感動した
言葉

最近、読んだ本
観た映画

●099日目／答え
**しりとりに入れない
二字熟語**

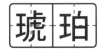

こはく

しりとりは次のようになります。
覚醒（かくせい）→藺草（いぐさ）→流石（さすが）→楽屋（がくや）→山女（やまめ）→瑪瑙（めのう）→乳母（うば）→挽歌（ばんか）→（かくせい）に戻る

言葉クイズ／答え ②圧巻
基礎トレ／答え ①時機到来　②自給自足

学習日　月／日

「候補」をマスに当てはめて、4つの四字熟語を作ってください。さらに、使わずに「候補」に残った漢字で、三字熟語を作って、下にあるマスに書いてみましょう。

① 対症療法　② 対処療法、正しいのはどちら？

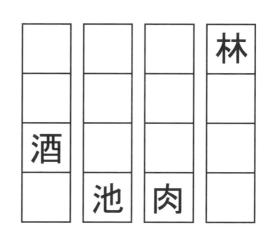

			林
酒			
	池	肉	

候補

学 間 狗 校 講 衆 太 大
電 頭 場 無 羊 陽 礼

答え

三字熟語

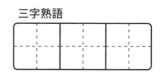

基礎トレ

意味と合う四字熟語の読みを書きましょう

① 不 可 思 議

物事の奥底が深く、よく理解できず、言葉でも的確に表現できないさま。

② 粉 骨 砕 身

力の限り努力すること。また、骨身を惜しまず一生懸命に働くこと。

●100日目／答え

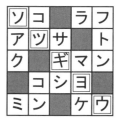

二重枠の言葉　ソ ツ ギ ョ ウ

言葉クイズ／答え ②トンボ
基礎トレ／答え ①はいすいのじん
②はがんいっしょう

117

漢字パズル

漢字イラスト

漢字を使って絵を描いてみました。何を表しているのでしょうか?

言葉クイズ

①堂にいる ②堂にはいる、正しいのはどちら?

球

穴

朱朱朱朱朱朱朱朱朱朱朱朱朱朱

映起彰
移円筒紙
出

答え

答え

基礎トレ

意味と合う四字熟語の漢字を書きましょう

① 全[ぜん][りょく]力 投[とう][きゅう]

全能力を傾けて、物事に対処すること。

② 大[だい][たん]胆 不[ふ][てき]敵

度胸がすわっていて、まったく恐れないこと。また、そのさま。

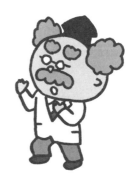

118

学習日　月／日

「候補」の三字熟語で、熟語同士が重なりつながるスケルトンを作ってください。さらに、二重枠の漢字で三字熟語を考えて、下にあるマスに書いてみましょう。

言葉クイズ

①後で後悔する　②後悔する、正しいのはどちら？

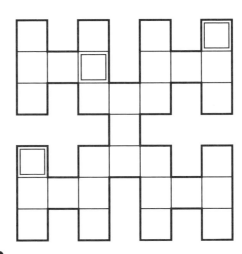

候補

合気道	相手役	炎天下	怪文書	化粧下
工作員	社員証	静電気	地下鉄	地図帳
鎮静剤	手紙文	鉄工所	天気図	道化役

答え

三字熟語

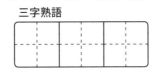

●101日目／答え

基礎トレ

意味と合う四字熟語の読みを書きましょう

① 平穏無事
変わったこともなく穏やかなさま。

② 満悦至極
この上なく満ち足りて、喜んでいること。

101日目／答え

大	太	羊	林
衆	陽	頭	間
酒	電	狗	学
場	池	肉	校

三字熟語 | 無 | 礼 | 講 |

言葉クイズ／答え ①対症療法
基礎トレ／答え ①ふかしぎ　②ふんこつさいしん

学習日　／　月　日

矢印の方向に読むと二字熟語ができるように、中央のマスに漢字を当てはめてください。当てはめた漢字は二字熟語になっています。二字熟語を下のマスに書いてみましょう。

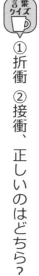

① 折衝　② 接衝、正しいのはどちら？

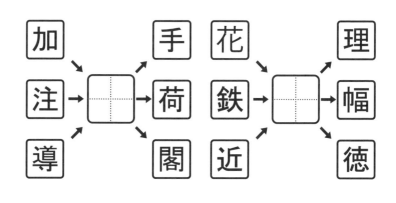

二字熟語 ▢▢

答え

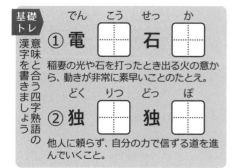

基礎トレ
意味と合う四字熟語の漢字を書きましょう

① 電 ▢ 石 ▢
でん　こう　せっ　か
稲妻の光や石を打ったとき出る火の意から、動きが非常に素早いことのたとえ。

② 独 ▢ 独 ▢
どく　りつ　どっ　ぽ
他人に頼らず、自分の力で信ずる道を進んでいくこと。

●102日目／答え

けん玉

言葉クイズ／答え ①堂にいる
基礎トレ／答え ①全力投球　②大胆不敵

120

学習日　月／日

パズル面のすべてのマスを、「候補」の言葉で埋めましょう。一文字目を、パズル面の同じ番号のマスに入れ、タテかヨコの隣接するマスを進んで埋めてください。ただし、他の言葉にある同じ文字とはマスを共通できます。

言葉クイズ

「米粉」の読みは、①はるさめ ②ビーフンのどちら？

答え

		1	2		
		3	4		
					5
			6		7
8		9	10		11
	12				

候補

①立春大吉　②無芸大食　③小春日和

④針小棒大　⑤公明正大　⑥部分日食

⑦宗教革命　⑧青天白日　⑨文学青年

⑩石部金吉　⑪教育学部　⑫永久磁石

基礎トレ 意味と合う四字熟語の読みを書きましょう

① 無 為 無 策
対策も方法もたてられず、ただ腕をこまねいていること。計画が何もないこと。

② 勇 気 凛 凛
失敗や危険をかえりみず、勇敢に物事に立ち向かっていこうとするさま。

●103日目／答え

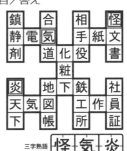

鎮	合		相		怪
静	電	気	手	紙	文
剤	道	化	役		書
		粧			
炎	地	下	鉄		社
天	気	図	工	作	員
下	帳		所		証

三字熟語 怪－気－炎

学習日　月　日

意味がまったく逆になる言葉の関係を「反対語」といいます。候補の漢字をマスに当てはめて、それぞれ「反対語」になるようにしてください。

言葉クイズ

鳥居の数え方は、①〜脚（きゃく）②〜基（き）のどちら？

答え

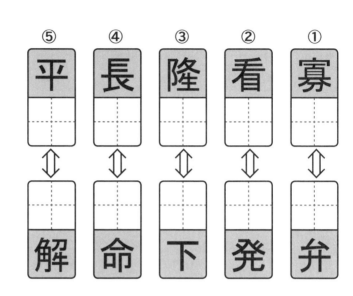

⑤	④	③	②	①
平	長	隆	看	寡
⇕	⇕	⇕	⇕	⇕
解	命	下	発	弁

候補

過　寿　沈　難　多
短　易　起　摘　黙

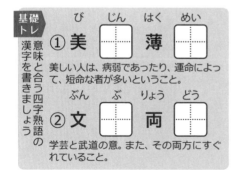

基礎トレ

意味と合う四字熟語の漢字を書きましょう

① 美□□薄□
　び　じん　はく　めい

美しい人は、病弱であったり、運命によって、短命な者が多いということ。

② 文□□両□
　ぶん　ぶ　りょう　どう

学芸と武道の意。また、その両方にすぐれていること。

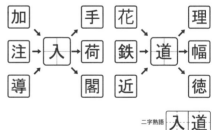

●104日目／答え

加注導 → 入 → 手荷閣 花鉄近 → 道 → 理幅徳

二字熟語　入道

言葉クイズ／答え ①折衝
基礎トレ／答え ①電光石火　②独立独歩

学習日　月／日

「ある」の言葉は、共通の法則にしたがっています。
その法則は何でしょうか？　見抜いて答えてください。

言葉クイズ

正しいのはどちら？

①飛ぶ鳥跡を濁さず　②立つ鳥跡を濁さず、

ある	なし
はら 腹	せなか 背中
うで 腕	かた 肩
すな 砂	いわ 岩
はしら 柱	どだい 土台
ひ 日	かげ 影

ヒント／「ある」の後ろに何かが付きます

答え

答え
「ある」に
共通する法則

基礎
トレ

意味と合う四字熟語の読みを書きましょう

① 有 終 之 美
最後までしっかりやり通し、立派な結果を残すこと。

② 容 姿 端 麗
顔や姿が整い、美しいさま。

●105日目／答え

和	立¹	無²	芸	大	正
日	春	小³	針⁴	食	明
白	大	棒	分	日	公⁵
天	吉	金	部⁶	学	宗⁷
青⁸	学	文⁹	石¹⁰	育	教¹¹
年	永¹²	久	磁	命	革

学習日　月　日

漢字パズル

漢字詰めクロスワード

「候補」の漢字をマスに当てはめて、熟語が重なりつながるクロスワードを作ってください。さらに、二重枠の漢字で四字熟語を考えて、下にあるマスに書いてみましょう。

言葉クイズ

「流石」の読みは、①さすが ②りゅうせきのどちら？

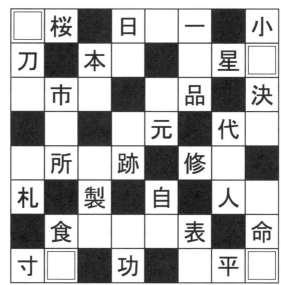

候補

雨 足 旧 行 魚 秋 生 成 線 地 手 当
名 場 品 分 本 前 役 理 流

答え

四字熟語 □□□□

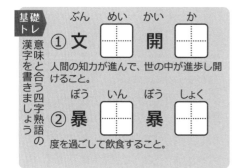

基礎トレ

意味と合う四字熟語の漢字を書きましょう

① 文 ┼ 開 ┼

人間の知力が進んで、世の中が進歩し開けること。

② 暴 ┼ 暴 ┼

度を過ごして飲食すること。

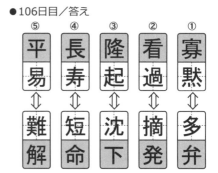

●106日目／答え

⑤ 平易 ⇔ 難解

④ 長寿 ⇔ 短命

③ 隆起 ⇔ 沈下

② 看過 ⇔ 摘発

① 寡黙 ⇔ 多弁

言葉クイズ／答え ②〜基（き）
基礎トレ／答え ①美人薄命　②文武両道

カタカナ語

太い下線の言葉は、会話の中で使われている「カタカナ語（外来語）」です。それを日本語に置き換えました。その日本語を漢字で書いてください。

学習日　月　日

言葉クイズ

① 口聞き ② 口利き、正しいのはどちら？

答え

① 正しい<u>マーケティング</u>を確認。

日本語
置き換え →

し	じょう	せん	りゃく

② <u>コンテンツ</u>が充実した番組。

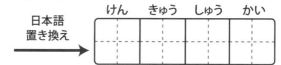

日本語
置き換え →

じょう	ほう	ない	よう

③ <u>ワークショップ</u>で学んだ基礎技術。

日本語
置き換え →

けん	きゅう	しゅう	かい

④ <u>ポテンシャル</u>の高い選手。

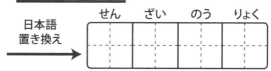

日本語
置き換え →

せん	ざい	のう	りょく

基礎トレ

意味と合う四字熟語の読みを書きましょう

① 甘 言 蜜 語
相手の気を引いたり、取り入ったりするための甘い言葉。おせじ。

② 簡 単 明 瞭
物事や表現がやさしく、はっきりして分かりやすいさま。

●107日目／答え
「ある」の言葉の後ろには「時計」が付くことが法則です。腹時計、腕時計、砂時計、柱時計、日時計。

言葉クイズ／答え ②立つ鳥跡を濁さず
基礎トレ／答え ①ゆうしゅうのび
　　　　　　　②ようしたんれい

学習日　月　日

「候補」の漢字をマスに当てはめて、15の三字熟語を作ってください。そのとき、太い線でつながれた2つのマスには、同じ漢字を入れてください。

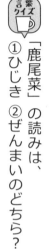

言葉クイズ
「鹿尾菜」の読みは、
①ひじき ②ぜんまい のどちら？

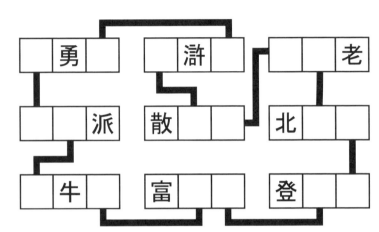

候補

海　車　士　水　伝
闘　武　道　山

答え

●108日目／答え

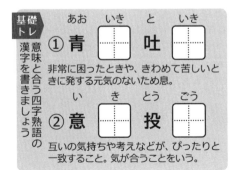

基礎トレ

①青 [あお] [いき] 吐 [と] [いき]

非常に困ったときや、きわめて苦しいときに発する元気のないため息。

②意 [い] [き] 投 [とう] [ごう]

互いの気持ちや考えなどが、ぴったりと一致すること。気が合うことをいう。

意味と合う四字熟語の漢字を書きましょう

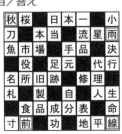

四字熟語 秋雨前線

言葉クイズ／答え ①さすが
基礎トレ／答え ①文明開化　②暴飲暴食

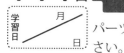

漢字をバラバラに分けて、順序を入れ替えました。パーツを正しく並べて、意味の通る三文字熟語を答えてください。

学習日　月／日

言葉クイズ

①寄付の数え方は、①〜回（かい）②〜口（くち）のどちら？

答え

例　昚妥 → 宴会

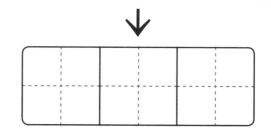

↓

[　|　|　]

基礎トレ
意味と合う四字熟語の読みを書きましょう

①　狂　喜　乱　舞
思わず小躍りするほど大いに喜ぶこと。

②　蛍　窓　雪　案
苦労しながら勉学にはげむこと。また、そのさま。

●109日目／答え
①マーケティング＝市場戦略
②コンテンツ＝情報内容
③ワークショップ＝研究集会
④ポテンシャル＝潜在能力

言葉クイズ／答え ②口利き
基礎トレ／答え ①かんげんみつご
　　　　　　②かんたんめいりょう

127

112日目

学習日　月／日

ある共通点にしたがって、言葉を集めました。しかしこの中に、共通点を満たさない「仲間はずれ」が1つあります。それはどれでしょう？

言葉クイズ

① 明るみに出る ② 明るみになる、正しいのはどちら？

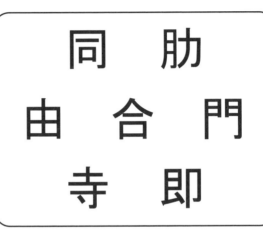

同　肋
由　合　門
寺　即

ヒント／文字の上に何かが付きます

答え

仲間はずれ [　　　　　　]

基礎トレ 意味と合う四字熟語の漢字を書きましょう

① 意 [い] 　[し] 表 [ひょう] 　[じ]
心で思っていることを、他人に分かるように明らかにすること。

② 一 [いち] 　[じつ] 之 [の] 　[ちょう]
ほんの少し経験があり、技能などが他よりわずかにすぐれていること。

●110日目／答え

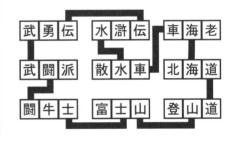

言葉クイズ／答え ①ひじき
基礎トレ／答え ①青息吐息　②意気投合

113日目 言葉学習 同義語

違う言葉なのに意味がほぼ同じ言葉の関係を「同義語」といいます。「候補」をマスに当てはめて、「同義語」になるようにしてください。

言葉クイズ
「早急」の読みは、①そうきゅう ②さっきゅうのどちら？

答え

④
技□
‖
腕

物事をうまく処理していく能力。腕前。

③
的□
‖
解

間違いのないこと。また、そのさま。

②
賛□
‖
意

同じ意見、同じ考えであること。

①
一□
‖
通

例外なくすべての物にあてはまること。

候補

| 同 | 確 | 量 | 正 |
| 成 | 普 | 手 | 般 |

基礎トレ

意味と合う四字熟語の読みを書きましょう

① 犬 猿 之 仲
互いの仲が非常に悪いこと。

② 広 大 無 辺
果てしなく広く大きいさま。また、限りなく広々としているさま。

●111日目／答え

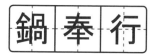
鍋 奉 行

114日目 漢字パズル ジグソークロス

カタカナが書かれた5つの部品を、5×5の枠に詰め込んで、クロスワードを作ってください。部品は枠からはみ出したり、重なってはいけません。きっちり部品を詰め込んだときに、二重枠のカタカナを上から読んでできる言葉を、下のマスに書いてみましょう。

言葉クイズ

「茨城」の読みは、①いばらき ②いばらぎのどちら？

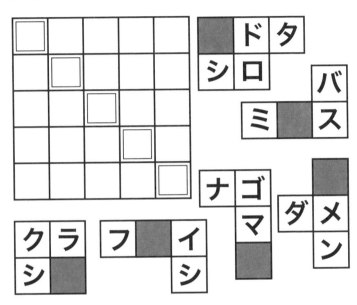

答え

二重枠の言葉 ⬚⬚⬚⬚⬚

基礎トレ

漢字を書きましょう

意味と合う四字熟語の

① いち ねん ほっ き
一□□発□

それまでの考えを改め、あることを成し遂げようと決意し、熱心に励むこと。

② うみ せん やま せん
海□□山□

長い年月に経験を積んで、世の中の裏も表も知り尽くしていて悪賢いこと。

●112日目／答え

「門」が仲間はずれです。漢字の上に「竹」をつけると別の漢字になるのが仲間の共通点でした。同→筒、肋→筋、由→笛、合→答、寺→等、即→節。

言葉クイズ／答え ①明るみに出る
基礎トレ／答え ①意思表示　②一日之長

例と同じ要領で、漢字の部分をうまく組み合わせて、二字熟語を作ってください。

言葉クイズ

「羊羹」の読みは、
① カステラ
② ようかんのどちら？

答え

例 士＋原＋心＋頁＝ 志 願

① 心＋言＋寸＋困＋身
＝ ☐☐

② 里＋言＋立＋金＋敬
＝ ☐☐

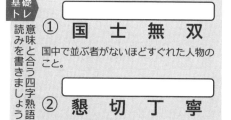

基礎トレ

意味と合う四字熟語の読みを書きましょう

① 国 士 無 双
国中で並ぶ者がないほどすぐれた人物のこと。

② 懇 切 丁 寧
細かいところまで注意が行き届いていて、とても手厚くて親切なこと。

● 113日目／答え

④ 技量 ＝ 手腕
③ 的確 ＝ 正解
② 賛成 ＝ 同意
① 一般 ＝ 普通

言葉クイズ／答え ②さっきゅう
基礎トレ／答え ①けんえんのなか
　　　　　　　②こうだいむへん

131

漢字パズル 四字熟語ブロック分割

学習日　／月　日

枠の中に四字熟語を詰め込みました。その中の1つを太い枠で囲みました。同じ要領で、4つのマスを連続させて、四字熟語を囲んでください。最後に連続しない4つのマスが残ります。その漢字で四字熟語を考えて、下にあるマスに書いてみましょう。

テントの数え方は、①～基（き）②～張（はり）のどちら？

石	二	鳥	条	変	懐	担	心
一	規	定	玉	科	金	機	虚
軒	高	子	杓	序	公	時	期
気	消	霧	俗	良	応	叱	尚
意	臨	散	雲	励	激	咤	早

答え

四字熟語
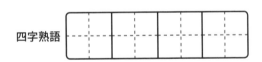

基礎トレ

意味と合う四字熟語の漢字を書きましょう

① 雲　うん　□□　散　さん　霧　む　□□　しょう

雲が散り霧が消え去るように、あとかたもなく消えてなくなること。

② 永　えい　□□　きゅう　不　ふ　□□　へん

いつまでも果てしなく続いて変わらないこと。

●114日目／答え

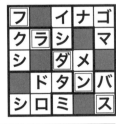

フ		イ	ナ	ゴ
ク	ラ	シ		マ
シ		ダ	メ	
	ド	タ	ン	バ
シ	ロ	ミ		ス

二重枠の言葉　フ　ラ　ダ　ン　ス

言葉クイズ／答え ①いばらき
基礎トレ／答え ①一念発起　②海千山千

言葉学習　同じ漢字・違う読みと意味

ここに並ぶ二字熟語は異なる読み方ができます。
言葉の意味をヒントにして、その読み方を２つずつひらがな
で書いてください。

言葉
クイズ

① 風の便り

② 風の噂、正しいのはどちら？

答え

一見

①（　　　　）一度見ること。一通り目を通すこと。

②（　　　　）旅館や料理屋の客がなじみでなく、初めてであること。

寒気

①（　　　　）発熱や恐怖感・嫌悪感で不愉快な寒さを感じること。

②（　　　　）寒さ。寒さの程度。また、冷たい空気。

下手

①（　　　　）中途半端なこと。満足できるような程度でないこと。

②（　　　　）下座の方。川の流れていく方。舞台の、客席から見て左の方。

半月

①（　　　　）一か月の半分。

②（　　　　）半円形をした月。弓張り月。弦月。

基礎
トレ

意味と合う四字熟語の読みを書きましょう

① **歳　月　不　待**

年月は、無情に過ぎて行き、待ってはくれないということ。

② **七　難　八　苦**

ありとあらゆる苦しみや災難。さまざまな苦難や厄災に出会うこと。

●115日目／答え

①の二字熟語

②の二字熟語

例と同じ要領で、①〜⑤のすべてが、慣用句になるように、線で結んでください。

言葉クイズ
「詩歌」の読みは、①しいか ②しかのどちらっ？

	例	①	②	③	④	⑤
	愛	羽	軍	先	二	横
	想	槍	鞭	目	配	股
	がつきる	をあげる	をはずす	をかける	をいれる	をつける

答え

基礎トレ
意味と合う四字熟語の漢字を書きましょう

① 開 [かい] [こう] 一 [いち] [ばん]
何かを話し始める一番最初に。口を開くやいなや。

② 花 [か] [ちょう] 風 [ふう] [げつ]
自然の美しい景色。自然の風物を題材とした詩歌や絵画などをたしなむ風流。

●116日目／答え

石	二	鳥	条	変	懐	担	心
一	規	定	玉	科	金	機	虚
軒	高	子	杓	序	公	時	期
気	消	霧	俗	良	応	叱	尚
意	臨	散	雲	励	激	咤	早

四字熟語 臨機応変

言葉クイズ／答え ②〜張（はり）
基礎トレ／答え ①雲散霧消 ②永久不変

言葉学習 難読しりとりループ

9つの二字熟語のうち、8つは「読み」でしりとりが成り立ちます。では、しりとりに入れない二字熟語はどれでしょう。下の枠に書いてください。

言葉クイズ

① 未前　② 未然、正しいのはどちら？

紐育	驢馬	気障
白髪	石榴	罵倒
騰貴	玄人	雲丹

答え

しりとりに入れない
二字熟語 [ ][ ]

基礎トレ

意味と合う四字熟語の読みを書きましょう

① 取 捨 選 択

悪い物、不必要な物を捨てて、よい物、必要な物を選び取ること。

② 支 離 滅 裂

ばらばらでまとまりがなく、筋道が立っていないさま。

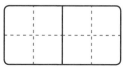
●117日目／答え

一見／①いっけん　②いちげん
寒気／①さむけ　②かんき
下手／①へた　②しもて
半月／①はんつき　②はんげつ

言葉クイズ／答え ①風の便り
基礎トレ／答え ①さいげつふたい
　　　　　　　②しちなんはっく

言葉パズル ノーヒントクロス

まったくヒントのないクロスワードです。言葉のつながりだけをたよりにして、候補の言葉を、5×5の枠に詰め込んで、クロスワードを作ってください。さらに、二重枠のカタカナを上から読んでできる言葉を、下のマスに書いてみましょう。

言葉クイズ

「拉麺」の読みは、①ラーメン ②パスタ のどちら？

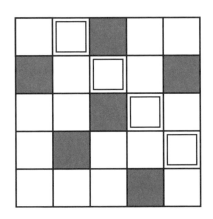

候補

アゼ クミ シヨ タク ハゼ
カザリ タイラ ハカリ ミライ
ヨカゼ リンク アリクイ

答え

二重枠の言葉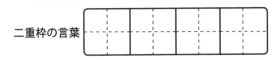

基礎トレ 意味と合う四字熟語の漢字を書きましょう

① 前 □ 不 □（ぜん ご ふ かく）
物事のあとさきも分からなくなるくらいに正常な意識を失うこと。

② 全 □ 全 □（ぜん ち ぜん のう）
知らないことは1つもなく、できないことは何もないということ。

●118日目／答え
①羽一目一をはずす
②軍一配一をあげる
③先一鞭一をつける
④二一股一をかける
⑤横一槍一をいれる

言葉クイズ／答え ①しいか
基礎トレ／答え ①開口一番 ②花鳥風月

136

横井教授がおススメする
脳の若さを保つ生活習慣

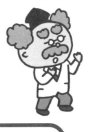

回想法を
楽しんでみよう

懐かしい物に触れて昔の思い出を呼び起こす回想法は、脳を活性化し精神状態を安定させる効果があります。「若い頃に憧れていた俳優・女優」など、懐かしいテーマで会話をしてみるだけでも効果があります。

睡眠不足、寝すぎ
どちらも注意

適切な睡眠習慣として、夜6〜8時間の睡眠と30分未満の昼寝が推奨されています。昼寝は寝すぎると、夜眠れなくなり、生活リズムを崩してしまうので、注意が必要となります。無理な夜更かしで、就寝時間が乱れることは避けましょう。

食べ物それぞれに
役割がある

カロリーを気にして敬遠しがちな肉には、脳の神経細胞の素になるトリプトファンや、記憶・集中力をアップするアラキドン酸も多く含まれています。カロリー過多に注意しながら、バランスよく摂ることが大切です。

✦◇ 思い出して書いてみましょう

最近、興味を
持っているスポーツ

最近、興味を
持っているドラマ

●119日目／答え
しりとりに入れない
二字熟語

 しらが（はくはつ）

しりとりは次のようになります。
雲丹（うに）→紐育（ニューヨーク）→玄人（くろうと）→騰貴（とうき）→気障（きざ）→石榴（ざくろ）→驢馬（ろば）→罵倒（ばとう）→（うに）に戻る

言葉クイズ／答え ②未然
基礎トレ／答え ①しゅしゃせんたく
②しりめつれつ

137

「候補」をマスに当てはめて、4つの四字熟語を作ってください。さらに、使わずに「候補」に残った漢字で、三字熟語を作って、下にあるマスに書いてみましょう。

言葉クイズ
①〜挺（ちょう）②〜台（だい）のどちら？

バイオリンの数え方は、

答え

	肉		食
		強	
弱			

候補
争 医 同 記 経 源 神 衰
背 戦 奪 中 中 博 覧

三字熟語

| | | |

基礎トレ
意味と合う四字熟語の漢字を書きましょう

① 新□□気□□
新たにその分野に現れ、意気込みが鋭く、将来有望なさま。また、そういう人のこと。
しん　しん　き　えい

② 真□□一□□
偽りのない真心を持って一筋に進むこと。
しん　じつ　いち　ろ

●120日目／答え

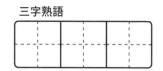

シ	ヨ		ア	ゼ
	カ	ザ	リ	
ハ	ゼ		ク	ミ
カ		タ	イ	ラ
リ	ン	ク		イ

二重枠の言葉　ヨ ザ ク ラ

言葉クイズ／答え ①ラーメン
基礎トレ／答え ①前後不覚　②全知全能

122 日目

漢字パズル 漢字イラスト

漢字を使って絵を描いてみました。何を表しているのでしょうか？

学習日　月／日

言葉クイズ

①足元をすくう　②足をすくう、正しいのはどちら？

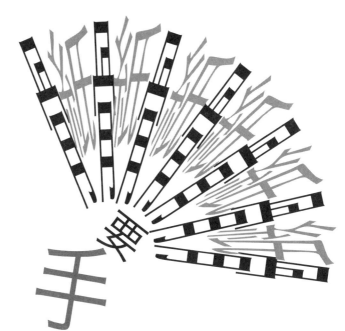

答え

答え

基礎トレ

意味と合う四字熟語の読みを書きましょう

① 白 砂 青 松

海岸の美しい景観の形容。白い砂浜と青々とした松林の続く海岸線の意から。

② 破 竹 之 勢

竹が割れるように、さえぎりようのないほど勢いが盛んなさま。

漢字パズル 三字熟語スケルトン

「候補」の三字熟語で、熟語同士が重なりつながるスケルトンを作ってください。さらに、二重枠の漢字で三字熟語を考えて、下にあるマスに書いてみましょう。

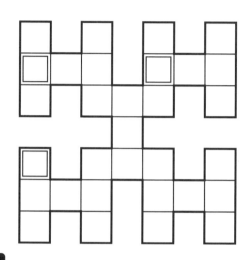

候補

居酒屋	医薬品	行楽客	個性派	根拠地
地方税	人頭税	頭蓋骨	接客業	接骨医
天地人	平行棒	方向性	薬用酒	屋根裏

答え

三字熟語

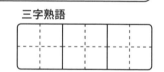

基礎トレ

意味と合う四字熟語の漢字を書きましょう

① 新 [しん] [ちん] 代 [たい] [しゃ]

古い物がだんだんなくなって、新しい物に入れ代わること。

② 千 [せん] [し] 万 [ばん] [こう]

何度も考えること。また、あれこれ考えて思いを巡らすこと。

●121日目／答え

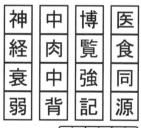

神	中	博	医
経	肉	覧	食
衰	中	強	同
弱	背	記	源

三字熟語 争 奪 戦

言葉クイズ／答え ①〜挺（ちょう）
基礎トレ／答え ①新進気鋭 ②真実一路

124日目

漢字パズル 二字熟語をつなげ！

学習日　　月／日

矢印の方向に読むと二字熟語ができるように、中央のマスに漢字を当てはめてください。当てはめた漢字は二字熟語になっています。二字熟語を下のマスに書いてみましょう。

言葉クイズ

① 社交辞令 ② 社交辞礼、正しいのはどちら？

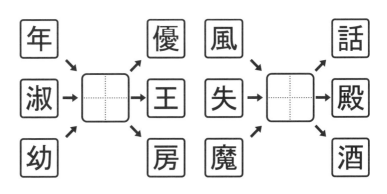

年・淑・幼／優・王・房

風・失・魔／話・殿・酒

二字熟語 ⬚⬚

答え ⬚

基礎トレ

意味と合う四字熟語の読みを書きましょう

① 反　面　教　師
悪い面の見本で、そうなってはいけないと教えられる人や事例のこと。

② 被　害　妄　想
自分が他人から、ありもしない危害を受けていると思い込むこと。

●122日目／答え

扇子

言葉クイズ／答え ②足をすくう
基礎トレ／答え ①はくしゃせいしょう
　　　　　　　②はちくのいきおい

言葉パズル カナオレ

学習日　月／日

パズル面のすべてのマスを、「候補」の言葉で埋めましょう。一文字目を、パズル面の同じ番号のマスに入れ、タテかヨコの隣接するマスを進んで埋めてください。ただし、他の言葉にある同じ文字とはマスを共通できます。

言葉クイズ

「辣韮」の読みは、
①にんにく ②らっきょうのどちら？

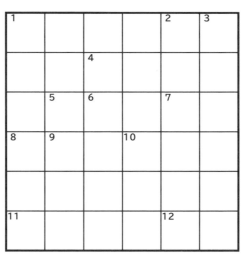

答え

候補

①スキヤキ　②オジヤ　③トンカツ

④キツネウドン　⑤ヤマトニ　⑥マキズシ

⑦ウナジュウ　⑧バサシ　⑨デンガク

⑩ニクジヤガ　⑪マトン　　⑫ヤキトリ

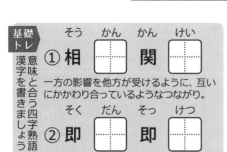

基礎トレ

意味と合う四字熟語の漢字を書きましょう

そう　かん　かん　けい
①相□□関□

一方の影響を他方が受けるように、互いにかかわり合っているようなつながり。

そく　だん　そっ　けつ
②即□□即□

その場で直ちに決めること。間髪をおかずに決断を下すこと。

●123日目／答え

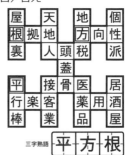

三字熟語　平方根

言葉クイズ／答え　②しっぺい
基礎トレ／答え　①新陳代謝　②千思万考

意味がまったく逆になる言葉の関係を「反対語」といいます。候補の漢字をマスに当てはめて、それぞれ「反対語」になるようにしてください。

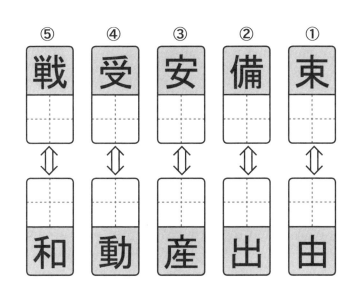

⑤ 戦 ⇕ 和

④ 受 ⇕ 動

③ 安 ⇕ 産

② 備 ⇕ 出

① 束 ⇕ 由

候補

放 蓄 平 動 難
産 自 争 能 縛

言葉クイズ

①思いもよらない ②思いもつかない、正しいのはどちら？

答え

基礎トレ 意味と合う四字熟語の読みを書きましょう

① 百 戦 錬 磨
数々の実戦で鍛えられること。また、多くの経験を積んでいること。

② 不 惜 身 命
仏道のために身も命も惜しまないこと。身や命をささげて惜しまないこと。

●124日目／答え

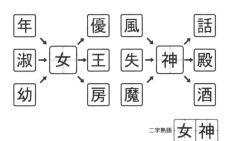

年 淑 幼 → 女 → 王 優 房

風 失 魔 → 神 話 殿 酒

二字熟語 女 神

「ある」の言葉は、共通の法則にしたがっています。
その法則は何でしょうか？ 見抜いて答えてください。

言葉クイズ

「若干」の読みは、①じゃっかん ②わかかんのどちら？

ある	なし
すたいる スタイル	るっくす ルックス
しちりん 七輪	ごりん 五輪
ころしあむ コロシアム	とうぎじょう 闘技場
ういんどー ウインドー	しょーけーす ショーケース
かいらんばん 回覧板	けいじばん 掲示板

ヒント／何かが隠れています

答え

答え
「ある」に
共通する法則

基礎トレ

意味と合う四字熟語の漢字を書きましょう

① 大 [たい][き] 小 [しょう][よう]
すぐれた才能の持ち主でありながら、低い地位にしか用いられないこと。

② 他 [た][ごん] 無 [む][よう]
ある話を他人に漏らしてはならないということ。

●125日目／答え

¹ス	キ	ヤ	ジ	²オ	³ト
シ	ズ	⁴キ	ツ	カ	ン
サ	ヤ	⁵マ	⁶ネ	⁷ウ	ド
⁸バ	⁹デ	ト	¹⁰ニ	ナ	ウ
ト	ン	ガ	ク	ジ	ユ
¹¹マ	リ	ト	キ	¹²ヤ	ガ

言葉クイズ／答え ②らっきょう
基礎トレ／答え ①相関関係 ②即断即決

漢字パズル　漢字詰めクロスワード

「候補」の漢字をマスに当てはめて、熟語が重なりつながるクロスワードを作ってください。さらに、二重枠の漢字で四字熟語を考えて、下にあるマスに書いてみましょう。

言葉クイズ
① 詮策　② 詮索、正しいのはどちら？

答え

クロスワード

立		条	□			題
	下		名		屋	語
製		所		墳		□
造			益		近	
		物		敵	記	
両	方		得		先	場
	□	第		□	色	
季			冠			金

候補

意　一　上　王　件　古　語　白　体　代　地　着
鉄　点　入　文　問　有　落　料

四字熟語 ▢▢▢▢

●126日目／答え

●126日目／答え

⑤	④	③	②	①
戦争	受動	安産	備蓄	束縛
⇕	⇕	⇕	⇕	⇕
平和	能動	難産	放出	自由

基礎トレ　意味と合う四字熟語の読みを書きましょう

① 無　為　自　然
人の手を加えないで、何もせずあるがままにまかせること。

② 武　者　修　行
別の土地や外国に行って、技術や芸術などの腕を磨くこと。

言葉クイズ／答え ①思いもよらない
基礎トレ／答え ①ひゃくせんれんま
　　　　　　　②ふしゃくしんみょう

145

学習日　月／日

沖縄県の地名を漢字で書いた物が上段に並んでいます。下段のカタカナと線で結んで、漢字とその正しい読みを答えてください。

言葉クイズ

「海豹」の読みは、①アザラシ ②オットセイのどちら？

西表（八重山郡竹富町）● ● ちゃたん
中城（中頭郡中城村）● ● いりおもて
北谷（中頭郡北谷町）● ● なきじん
読谷（中頭郡読谷村）● ● へのこ
今帰仁（国頭郡今帰仁村）● ● はえばる
南風原（うるま市）● ● なかぐすく
喜屋武（糸満市）● ● よみたん
辺野古（名護市）● ● きゃん

答え

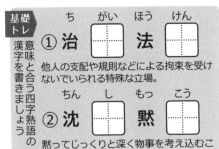

基礎トレ　漢字の意味と合う四字熟語を書きましょう

① 治　ち　がい　ほう　けん　法
他人の支配や規則などによる拘束を受けないでいられる特殊な立場。

② 沈　ちん　し　もっ　こう　黙
黙ってじっくりと深く物事を考え込むこと。

● 127日目／答え
「ある」の言葉には「国名」が隠れていることが法則です。スタイル→タイ、七輪→チリ、コロシアム→ロシア、ウインドー→インド、回覧板→イラン。

言葉クイズ／答え ①じゃっかん
基礎トレ／答え ①大器小用　②他言無用

「候補」の漢字をマスに当てはめて、15の三字熟語を作ってください。そのとき、太い線でつながれた2つのマスには、同じ漢字を入れてください。

言葉クイズ

①過半数を超える ②半数を超える、正しいのはどちら？

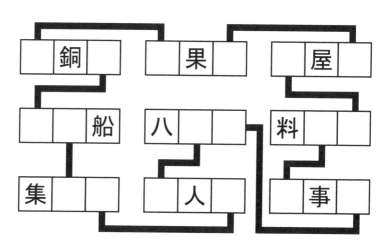

銅　　　果　　　屋
　　船　八　　料
集　　　人　　　事

候補

青 貨 客 長 店
百 物 理 力

答え

基礎トレ

意味と合う四字熟語の読みを書きましょう

①　面　目　躍　如
世間の評価に値する活躍をしていて、生き生きとしているさま。

②　百　舌　勘　定
お金を出し合うときに、自分ができるだけ払わなくてすむように仕向けること。

●128日目／答え

立	地	条	件		問	題	文
	下		名	古	屋		語
製	鉄	所		墳		一	体
造		有	益		近	代	
	上	物		敵		記	入
両	方		得	意	先		場
	落	第	点		着	色	料
季	語		王	冠		白	金

四字熟語　十件落着

131日目

漢字パズル バラバラ漢字

漢字をバラバラに分けて、順序を入れ替えました。パーツを正しく並べて、意味の通る三文字熟語を答えてください。

言葉クイズ

「出生率」の読みは、
① しゅせいりつ
② しゅっしょうりつ
のどちら？

例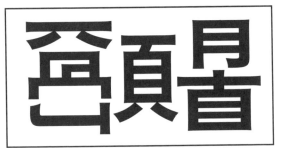

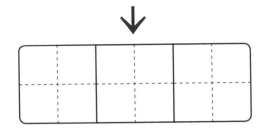

↓

答え

基礎トレ

意味と合う四字熟語の漢字を書きましょう

つう　かい　　　む　　ひ
① 痛　□□　無　□
気持ちがすっとするほど愉快で心地よいこと。

てん　か　　　む　　てき
② 天　□□　無　□
この世にかなう物がいないほど強い、あるいはすぐれていること。

●129日目／答え
西表 =いりおもて
中城 =なかぐすく
北谷 =ちゃたん
読谷 =よみたん
今帰仁 =なきじん
南風原 =はえばる
喜屋武 =きゃん
辺野古 =へのこ

言葉クイズ／答え ①アザラシ
基礎トレ／答え ①治外法権　②沈思黙考

言葉学習

ナゾトレ・仲間をさがせ

「回転」という共通点にしたがって、言葉を集めました。では、①～③で共通点を満たす「仲間」はどれでしょう？

言葉クイズ

① 異彩　② 異才、正しいのはどちら？

```
┌─────────┐
│  回転  │
└─────────┘
┌─────────────────┐
│ 水    金    右 │
│ 先    足    腰 │
└─────────────────┘
```

①役　②約　③薬

ヒント／後ろに同じ言葉が付きます

答え

仲間 ［　　　　　　　　　　　］

基礎トレ

意味と合う四字熟語の読みを書きましょう

① **物 見 遊 山**
気晴らしにあちらこちらを見物すること。

② **両 刃 之 剣**
有用な物、便利な物も使い方を誤れば、大変危険な物になることのたとえ。

●130日目／答え

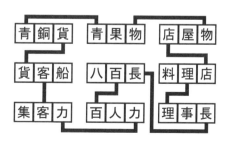

青銅貨　青果物　店屋物
貨客船　八百長　料理店
集客力　百人力　理事長

言葉クイズ／答え　②半数を超える
基礎トレ／答え　①めんもくやくじょ
　　　　　　　　②もろはのつるぎ

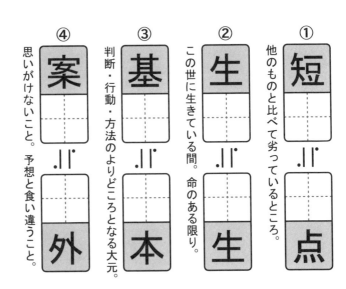

違う言葉なのに意味がほぼ同じ言葉の関係を「同義語」といいます。「候補」をマスに当てはめて、「同義語」になるようにしてください。

学習日　月／日

言葉クイズ

「海驢」の読みは、①セイウチ②アシカのどちら？

④
案
↓
外

思いがけないこと。予想と食い違うこと。

③
基
↓
本

判断・行動・方法のよりどころとなる大元。

②
生
↓
生

この世に生きている間。命のある限り。

①
短
↓
点

他のものと比べて劣っているところ。

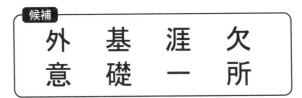

候補

外　基　涯　欠
意　礎　一　所

答え

●131日目／答え

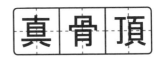

真骨頂

基礎トレ

意味と合う四字熟語の漢字を書きましょう

もん　がい　ふ　しゅつ
① 門 □□ 不 □□

大切な物を部外者に見せないように、外に持ち出さないこと。

もん　どう　む　よう
② 問 □□ 無 □□

話し合っても無意味なさま。

言葉クイズ／答え ②しゅっしょうりつ
基礎トレ／答え ①痛快無比　②天下無敵

134日目

漢字パズル ジグソークロス

学習日 ／ 月 日

カタカナが書かれた5つの部品を、5×5の枠に詰め込んで、クロスワードを作ってください。部品は枠からはみ出したり、重なってはいけません。きっちり部品を詰め込んだときに、二重枠のカタカナを上から読んでできる言葉を、下のマスに書いてみましょう。

言葉クイズ

①公算が大きい ②公算が強い、正しいのはどちら？

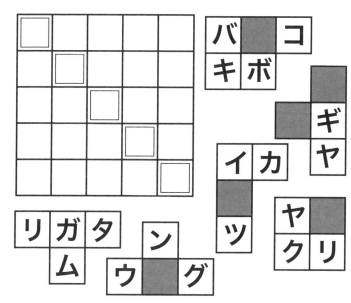

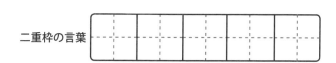

答え

二重枠の言葉

基礎トレ

意味と合う四字熟語の読みを書きましょう

① 五 臓 六 腑

はらわた。内臓。体の中すべて。また、腹の中。心の中。

② 斬 新 奇 抜

物事の着想が独自で、それまでに類をみないほど新しいさま。

●132日目／答え

「①役」が仲間です。
漢字の後に「回り」をつけて言葉になるのが仲間の共通点です。水回り、金回り、右回り、先回り、足回り、腰回り。①役は、役回りになります。

言葉クイズ／答え ①異彩
基礎トレ／答え ①ものみゆさん ②もろはのつるぎ　151

例と同じ要領で、漢字の部分をうまく組み合わせて、二字熟語を作ってください。

学習日 月 日

言葉クイズ
「遵守」の読みは、①じゅんしゅ ②そんしゅ のどちら？

答え

例 士+原+心+頁＝ 志 願

① 土+糸+魚+工+土
＝ □□

② 主+目+木+木+雨
＝ □□

基礎トレ
意味と合う四字熟語の漢字を書きましょう

① 唯 □ 無 □
ゆい いつ む に
他に同類の物がなく、その1つ以外並ぶ物がないこと。

② 有 □ 実 □
ゆう げん じっ こう
口にしたことは、何が何でも成し遂げるということ。

●133日目／答え

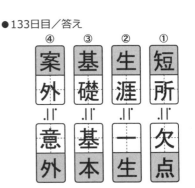

④ 案外‖意外
③ 基礎‖基本
② 生涯‖一生
① 短所‖欠点

言葉クイズ／答え ②アシカ
基礎トレ／答え ①門外不出 ②問答無用

152

学習日 ／ 月 日

枠の中に四字熟語を詰め込みました。その中の1つを太い枠で囲みました。同じ要領で、4つのマスを連続させて、四字熟語を囲んでください。最後に連続しない4つのマスが残ります。その漢字で四字熟語を考えて、下にあるマスに書いてみましょう。

言葉クイズ

① 傾聴 ② 敬聴、正しいのはどちら？

材	適	所	温	楚	歌	喜	欣
適	咤	叱	四	面	躍	雀	新
励	激	論	段	三	青	松	尽
賞	知	法	行	白	砂	故	無
行	功	論	雲	流	水	縦	横

答え

四字熟語 ☐ ☐ ☐ ☐

基礎トレ 意味と合う四字熟語の読みを書きましょう

① 自 己 嫌 悪
自分に嫌気がさして、自分自身をうとんじること。

② 事 後 承 諾
事がすんだ後で、それについての承諾を受けること。

● 134日目／答え

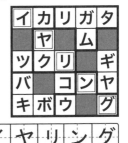

イ	カ	リ	ガ	タ
	ヤ		ム	
ツ	ク	リ		ギ
バ		コ	ン	ヤ
キ	ボ	ウ		グ

二重枠の言葉 イ ヤ リ ン グ

言葉クイズ／答え ①公算が大きい
基礎トレ／答え ①ごぞうろっぷ ②ざんしんきばつ 153

マス目には同じ読み「きかん」になる二字熟語が入ります。言葉の意味をヒントに「候補」の漢字をマス目に当てはめて、5つの二字熟語を書き分けてください。

言葉クイズ

①「鼬鼠」の読みは、①イタチ　②モルモットのどちら？

きかん

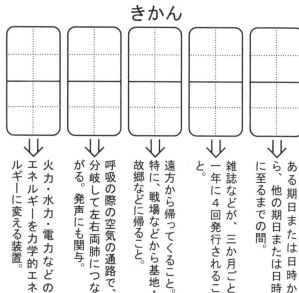

火力・水力・電力などのエネルギーを力学的エネルギーに変える装置。

呼吸の際の空気の通路で、分岐して左右両肺につながる。発声にも関与。

特に、戦場などから基地・故郷などに帰ること。遠方から帰ってくること。

雑誌などが、三か月ごと一年に4回発行されること。

ある期日または日時から、他の期日または日時に至るまでの間。

候補

還　気　間　機　季
管　期　刊　帰　関

答え

基礎トレ

意味と合う四字熟語の漢字を書きましょう

① 優［ゆう］［じゅう］不［ふ］［だん］

ぐずぐずして、物事の決断がにぶいこと。

② 用［よう］［い］周［しゅう］［とう］

心遣いが隅々まで行き届いて、準備に手抜かりがないさま。

●135日目／答え

①の二字熟語

紅鮭

②の二字熟語

霜柱

言葉クイズ／答え　①じゅんしゅ
基礎トレ／答え　①唯一無二　②有言実行

学習日 月／日

例と同じ要領で、①〜⑤のすべてが、慣用句になるように、線で結んでください。

言葉クイズ
①見かけ倒れ ②見かけ倒し、正しいのはどちら？

答え

	例	①	②	③	④	⑤
上	愛	目	本	面	凱	義
中	想	腰	歌	理	倒	星
下	がつきる	をつける	をたてる	をかける	をあげる	をいれる

例では 愛—想—がつきる が線で結ばれている。

基礎トレ
意味と合う四字熟語の読みを書きましょう

① 蛇 心 仏 口
執念深く陰険な心を持ちながら、口先だけは仏のように親切であること。

② 純 真 無 垢
心が清らかで飾り気のないこと。邪心のかけらもなく純粋であること。

●136日目／答え

材	適	所	温	楚	歌	喜	欣
適	咤	叱	四	面	躍	雀	新
励	激	論	段	三	青	松	尽
賞	知	法	行	白	砂	故	無
行	功	論	雲	流	水	縦	横

四字熟語 温 故 知 新

言葉クイズ／答え ①傾聴
基礎トレ／答え ①じこけんお ②じごしょうだく

9つの二字熟語のうち、8つは「読み」でしりとりが成り立ちます。では、しりとりに入れない二字熟語はどれでしょう。下の枠に書いてください。

言葉クイズ

①絶対絶命 ②絶体絶命、正しいのはどちら？

湖沼	達磨	韻字
芍薬	銃把	売場
罵声	枸杞	裸足

答え

しりとりに入れない
二字熟語 ▢▢

基礎トレ

意味と合う四字熟語の漢字を書きましょう

りゅう　とう　だ　び
① 竜 ▢▢ 蛇 ▢▢

初めは勢いがよいが、終わりの方になると振るわなくなること。

れん　さ　はん　のう
② 連 ▢▢ 反 ▢▢

1つの反応によって、次の反応が引き起こされて、それが次々と進行すること。

●137日目／答え

きかん

機	気	帰	季	期
関	管	還	刊	間

言葉クイズ／答え ①イタチ
基礎トレ／答え ①優柔不断　②用意周到

まったくヒントのないクロスワードです。言葉のつながりだけをたよりにして、候補の言葉を、5×5の枠に詰め込んで、クロスワードを作ってください。さらに、二重枠のカタカナを上から読んでできる言葉を、下のマスに書いてみましょう。

言葉クイズ

① 巨貫　② 巨漢、正しいのはどちら？

答え

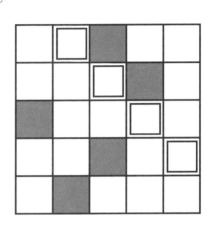

候補

アサ　アセ　アト　ナツ　メイ　ユゲ
ユビ　カメン　サウナ　ポンズ
キツカケ　トウキビ　セツケイズ

二重枠の言葉 □□□□□

基礎トレ

意味と合う四字熟語の読みを書きましょう

① 前 途 洋 洋
今後の人生が大きく開けていて、希望に満ちあふれているさま。

② 造 反 無 道
謀反を起こして、道理にはずれること。

●138日目／答え
①目ー星ーをつける
②本ー腰ーをいれる
③面ー倒ーをかける
④凱ー歌ーをあげる
⑤義ー理ーをたてる

言葉クイズ／答え ②見かけ倒し
基礎トレ／答え ①じゃしんぶっこう
　　　　　　　②じゅんしんむく

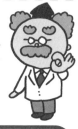

横井教授がおススメする
脳の若さを保つ生活習慣

物忘れは誰にでもある

「加齢による物忘れ」と「認知症」は違います。前者は、脳の生理的な老化が原因で起こり、その程度は一部の物忘れであり、ヒントがあれば思い出すことができます。年を取れば認知症になるとは限りません。

いろんな障害を引き起こす喫煙

喫煙により血管が収縮し、血液の粘度が高まり、血流が低下することで、脳の血管に障害が起こります。それにより、脳の神経細胞がダメージを受けることで認知症発症のリスクが高まると考えられています。

高血圧は脳血管にも悪影響

脳の血管は体のほかの部分の血管と構造が異なり、傷つきやすい傾向があります。高血圧になると出血が起こりやすくなり、血管に障害が起こることで神経細胞がダメージを受け、認知症を発症しやすくなります。

思い出して書いてみましょう

最近、美味しかった
食べ物・料理

最近、外食した
店の名前

●139日目／答え
**しりとりに入れない
二字熟語**

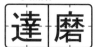 だるま

しりとりは次のようになります。
裸足（はだし）→芍薬（しゃくやく）→枸杞（くこ）→湖沼（こしょう）→売場（うりば）→罵声（ばせい）→韻字（いんじ）→銃把（じゅうは）→（はだし）に戻る

言葉クイズ／答え ②絶体絶命
基礎トレ／答え ①竜頭蛇尾　②連鎖反応

漢字パズル　四字熟語見つけた！

学習日　　月　　日

「候補」をマスに当てはめて、４つの四字熟語を作ってください。さらに、使わずに「候補」に残った漢字で、三字熟語を作って、下にあるマスに書いてみましょう。

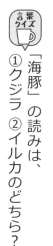

言葉クイズ

「海豚」の読みは、
① クジラ ② イルカのどちら？

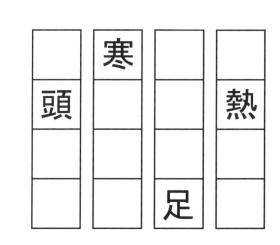

	寒		
頭			熱
		足	

候補

前 己 自 線 蛇 地 電 発
半 尾 満 身 浴 冷 竜

答え

三字熟語

基礎トレ　意味と合う四字熟語の読みを書きましょう

① **男 尊 女 卑**
男性の方が女性に比べて尊重され優位な立場にあること。

② **美 辞 麗 句**
うわべだけ飾った内容の乏しい、真実味のない言葉。

●140日目／答え

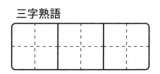

ア	ト		ア	セ
サ	ウ	ナ		ツ
	キ	ツ	カ	ケ
ユ	ビ		メ	イ
ゲ		ポ	ン	ズ

二重枠の言葉　| ト | ナ | カ | イ |

言葉クイズ／答え ②巨漢
基礎トレ／答え ①ぜんとようよう
　　　　　　　②ぞうはんむどう

159

142日目

漢字
パズル 漢字イラスト

漢字を使って絵を描いてみました。何を表しているのでしょうか？

学習日　月　日

言葉
クイズ

①愛嬌を振りまく　②愛想を振りまく、正しいのはどちら？

答え

数 数 数 数

七　八　九　除
四　五　六　乗
一　二　三　減
米　零　等号　加
解除　合計

答え

基礎
トレ

意味と合う四字熟語の漢字を書きましょう

げん　じょう　い　じ
① 現 □□ 維 □□
現在の状況や状態、情勢などをそのまま変えずにおくこと。

ご　えつ　どう　しゅう
② 呉 □□ 同 □□
仲の悪い者同士や敵味方が、同じ場所や境遇にいること。

漢字パズル　三字熟語スケルトン

「候補」の三字熟語で、熟語同士が重なりつながるスケルトンを作ってください。さらに、二重枠の漢字で三字熟語を考えて、下にあるマスに書いてみましょう。

言葉クイズ

①単刀直入　②短刀直入、正しいのはどちら？

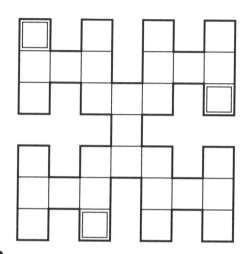

候補

甘納豆	一刀流	応接間	温泉場	画一化
巌流島	時代物	人物画	体温計	適応力
伝書鳩	入場料	人間味	納品書	鳩時計

答え

三字熟語

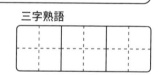

基礎トレ

意味と合う四字熟語の読みを書きましょう

① 物　議　騒　然
世間のうわさや評判、また人々の議論、世論が騒がしいこと。

② 茫　然　自　失
あっけにとられたり、あきれ果てたりして、我を忘れること。

●141日目／答え

竜頭蛇尾	寒冷前線	自己満足	地熱発電

三字熟語　半身浴

学習日 ／ 月 日

矢印の方向に読むと二字熟語ができるように、中央のマスに漢字を当てはめてください。当てはめた漢字は二字熟語になっています。二字熟語を下のマスに書いてみましょう。

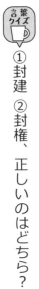

① 封建 ② 封権、正しいのはどちら？

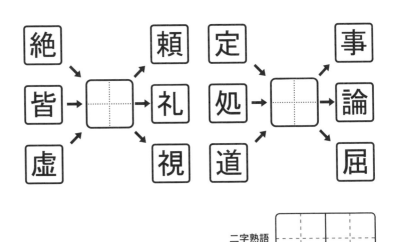

二字熟語

答え

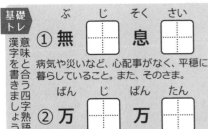

基礎トレ

意味と合う四字熟語の漢字を書きましょう

ぶ じ そく さい
① 無 □□ 息 □□

病気や災いなど、心配事がなく、平穏に暮らしていること。また、そのさま。

ばん じ ばん たん
② 万 □□ 万 □□

あらゆることと、それに関するすべての事柄、すべての手段。

● 142日目／答え

電卓

言葉クイズ／答え ①愛嬌を振りまく
基礎トレ／答え ①現状維持 ②呉越同舟

145日目

学習日　月／日

パズル面のすべてのマスを、「候補」の言葉で埋めましょう。一文字目を、パズル面の同じ番号のマスに入れ、タテかヨコの隣接するマスを進んで埋めてください。ただし、他の言葉にある同じ文字とはマスを共通できます。

言葉クイズ

「河馬」の読みは、①カバ ②サイのどちら？

答え

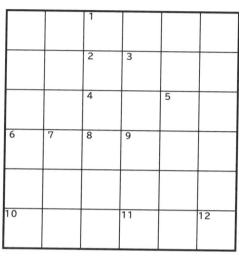

候補

①文明開化　②公開録画　③連合国家

④強制連行　⑤専業農家　⑥新入社員

⑦本社勤務　⑧日本新記録　⑨独断専行

⑩議員立法　⑪法律用語　⑫言語道断

基礎トレ 意味と合う四字熟語の読みを書きましょう

① 自 暴 自 棄
希望を失い、自分などどうなってもいいとやけくそになること。

② 残 念 至 極
非常に悔しくてたまらないこと。とても心残りであること。

●143日目／答え

甘	伝		体		入
納	品	書	温	泉	場
豆		鳩	時	計	料
			代		
適		人	物	画	巌
応	接	間	一	刀	流
力		味	化		島

三字熟語 甘 味 料

学習日　月／日

意味がまったく逆になる言葉の関係を「反対語」といいます。候補の漢字をマスに当てはめて、それぞれ「反対語」になるようにしてください。

言葉クイズ

①頭をかしげる　②首をかしげる、正しいのはどちら？

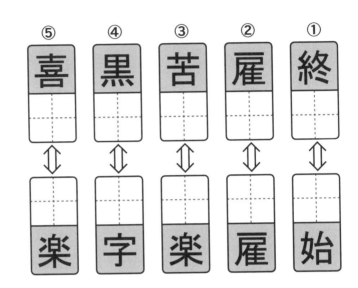

⑤喜　④黒　③苦　②雇　①終

⑤楽　④字　③楽　②雇　①始

候補

怒　赤　用　開　字
哀　安　労　解　了

答え

基礎トレ

意味と合う四字熟語の漢字を書きましょう

① 伝［でん・かの・ほう・とう］宝

いざというときにだけ繰り出す、とっておきの物や手段。

② 断［だん・ちょう・の・おもい］之

はらわたがずたずたにちぎれるほどの悲しみ。

●144日目／答え

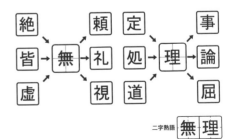

二字熟語　無理

言葉クイズ／答え ①封建
基礎トレ／答え ①無事息災　②万事万端

学習日　月／日

「ある」の言葉は、共通の法則にしたがっています。
その法則は何でしょうか？　見抜いて答えてください。

言葉クイズ

「進捗」の読みは、
① しんぽ
② しんちょく
のどちら？

ある	なし
ず 図	え 絵
め 目	はな 鼻
ひこ 彦	すけ 助
いちばん 一番	いっちゃく 一着
ながれ 流れ	よどみ 淀み

ヒント／「ある」の後ろに何かが付きます

答え

答え
「ある」に
共通する法則

基礎トレ

意味と合う四字熟語の読みを書きましょう

① 五　穀　豊　穣

穀物が豊かに実ること。

② 豪　華　絢　爛

きらびやかに輝き、華やかで美しいさま。

● 145日目／答え

画	明	²文	合	国	家
録	開	²公	連	³行	農
記	化	⁴強	制	⁵専	業
⁶新	⁷本	⁸日	⁹独	断	道
入	社	勤	務	用	語
¹⁰議	員	立	¹¹法	律	¹²言

言葉クイズ／答え ①カバ
基礎トレ／答え ①じぼうじき　②ざんねんしごく　165

学習日　月　日

「候補」の漢字をマスに当てはめて、熟語が重なりつながるクロスワードを作ってください。さらに、二重枠の漢字で四字熟語を考えて、下にあるマスに書いてみましょう。

言葉クイズ
⑪漢法　②漢方、正しいのはどちら？

答え

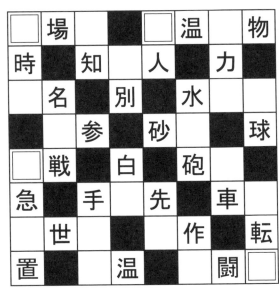

候補
応 感 機 源 室 識 術 処 人 制 戦 台
地 鉄 動 羽 変 便 臨 輪

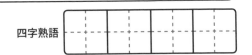

四字熟語

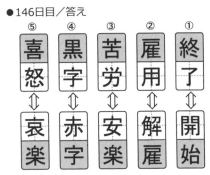

基礎トレ
意味と合う四字熟語の漢字を書きましょう

①前〔ぜん〕〔と〕有〔ゆう〕〔ぼう〕
将来成功する可能性を大いに秘めているさま。

②全〔ぜん〕〔しん〕全〔ぜん〕〔れい〕
その人に備わっている体力と精神力のすべて。

●146日目／答え
⑤喜怒⇔哀楽　④黒字⇔赤字　③苦労⇔安楽　②雇用⇔解雇　①終了⇔開始

言葉クイズ／答え　②首をかしげる
基礎トレ／答え　①伝家宝刀　②断腸之思

言葉学習　カタカナ語

太い下線の言葉は、会話の中で使われている「カタカナ語（外来語）」です。それを日本語に置き換えました。その日本語を漢字で書いてください。

言葉クイズ

「麒麟」の読みは、①ゾウ ②キリンのどちら？

① 営業戦略の<u>コンセプト</u>。

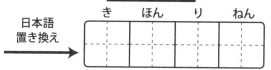

日本語置き換え →

き	ほん	り	ねん

② <u>ハザードマップ</u>で避難所を確認。

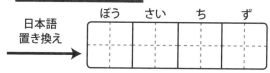

日本語置き換え →

ぼう	さい	ち	ず

③ <u>ベンチャー</u>が開発した新薬。

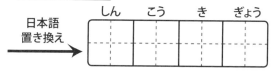

日本語置き換え →

しん	こう	き	ぎょう

④ 彼の研究は<u>イノベーション</u>となる。

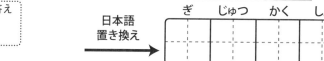

日本語置き換え →

ぎ	じゅつ	かく	しん

答え

基礎トレ

意味と合う四字熟語の読みを書きましょう

① 厳 正 中 立
厳しく公正を守り、どちらにも偏らない立場を守ること。

② 元 気 溌 溂
健康で生き生きしていて、活力が盛んなさま。

● 147日目／答え
「ある」の言葉の後ろには、「星」が付くことが法則です。図星、目星、彦星、一番星、流れ星。

言葉クイズ／答え ②しんちょく
基礎トレ／答え ①ごこくほうじょう
②ごうかけんらん

学習日　／　月　日

「候補」の漢字をマスに当てはめて、15の三字熟語を作ってください。そのとき、太い線でつながれた2つのマスには、同じ漢字を入れてください。

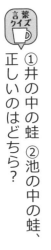

言葉クイズ

① 井の中の蛙
② 池の中の蛙、正しいのはどちら？

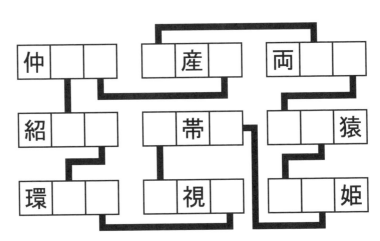

仲				産		両		
紹			帯				猿
環			視				姫

候補

介 魚 状 人 生
線 熱 者 類

答え

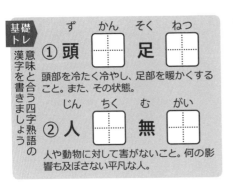

基礎トレ

意味と合う四字熟語の漢字を書きましょう

① 頭 [ず][かん] 足 [そく][ねつ]

頭部を冷たく冷やし、足部を暖かくすること。また、その状態。

② 人 [じん][ちく] 無 [む][がい]

人や動物に対して害がないこと。何の影響も及ぼさない平凡な人。

●148日目／答え

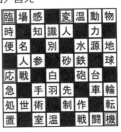

臨	場	感		変	温	動	物
時		知	識	人		力	
便	名		別		水	源	地
	人	参		砂	鉄		球
応	戦		白		砲	台	
急		手	羽	先		車	輪
処	世	術		制	作		転
置		室	温		戦	闘	機

四字熟語 臨 機 応 変

言葉クイズ／答え ②漢方
基礎トレ／答え ①前途有望　②全身全霊

151日目

漢字パズル バラバラ漢字

漢字をバラバラに分けて、順序を入れ替えました。パーツを正しく並べて、意味の通る三文字熟語を答えてください。

学習日　月／日

言葉クイズ

「出納」の読みは、
① すいとう　② しゅつのう
のどちら？

例　𠀋安 → 宴　会

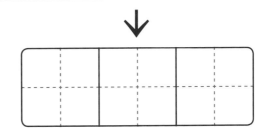

↓

答え

基礎トレ

意味と合う四字熟語の読みを書きましょう

① 愚　問　愚　答

くだらない問答のこと。つまらない質問と、ばかげた回答のこと。

② 魚　目　燕　石

外観は似ているが、内実は似ても似つかない価値のない物のたとえ。

● 149日目／答え

① コンセプト＝基本概念
② ハザードマップ＝防災地図
③ ベンチャー＝新興企業
④ イノベーション＝技術革新

言葉クイズ／答え ②キリン
基礎トレ／答え ①げんせいちゅうりつ
　　　　　　　②げんきはつらつ

169

ある共通点にしたがって、言葉を集めました。しかしこの中に、共通点を満たさない「仲間はずれ」が1つあります。それはどれでしょう？

言葉クイズ

① 弱冠　② 若冠、正しいのはどちら？

水　庭
配　野　卓
鎧　籠

ヒント／まるい物を使います

答え

仲間はずれ

基礎トレ　意味と合う四字熟語の漢字を書きましょう

じん　せい　こう　ろ
① 人 □ 行 □

人がこの世に生きて行く道。人間の生活。世渡り。

じゅう　ねん　いち　じつ
② 十 □ 一 □

長い間たっているにもかかわらず、何も変わっていないこと。

● 150日目／答え

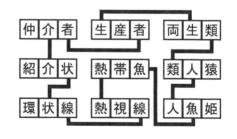

仲介者　生産者　両生類
紹介状　熱帯魚　類人猿
環状線　熱視線　人魚姫

言葉クイズ／答え ① 井の中の蛙
基礎トレ／答え ① 頭寒足熱　② 人畜無害

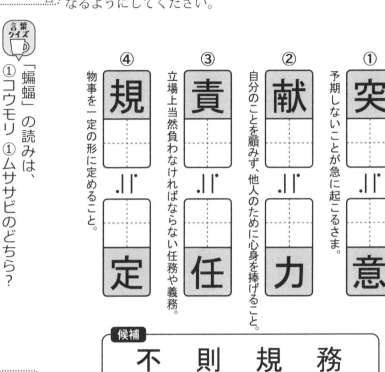

違う言葉なのに意味がほぼ同じ言葉の関係を「同義語」といいます。「候補」をマスに当てはめて、「同義語」になるようにしてください。

学習日　月　日

言葉クイズ

「蝙蝠」の読みは、①コウモリ ①ムササビのどちら？

④
規 → ☐定
物事を一定の形に定めること。

③
責 → ☐任
立場上当然負わなければならない任務や義務。

②
献 → ☐力
自分のことを顧みず、他人のために心身を捧げること。

①
突 → ☐意
予期しないことが急に起こるさま。

候補

不　則　規　務
尽　身　責　然

答え

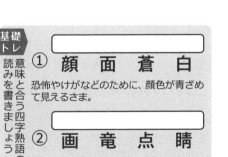

基礎トレ

意味と合う四字熟語の読みを書きましょう

① 顔　面　蒼　白
恐怖やけがなどのために、顔色が青ざめて見えるさま。

② 画　竜　点　晴
物事を完成するために、最後に加える大切な仕上げのたとえ。

● 151日目／答え

壁 新 聞

154日目

漢字パズル ジグソークロス

学習日　月　日

カタカナが書かれた5つの部品を、5×5の枠に詰め込んで、クロスワードを作ってください。部品は枠からはみ出したり、重なってはいけません。きっちり部品を詰め込んだときに、二重枠のカタカナを上から読んでできる言葉を、下のマスに書いてみましょう。

言葉クイズ

①風下に置けない　②風上に置けない、正しいのはどちら？

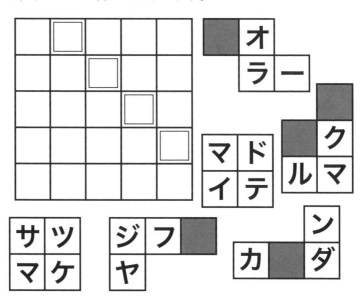

答え

二重枠の言葉

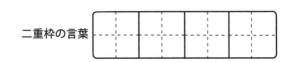

基礎トレ

漢字を書きましょう意味と合う四字熟語の

じゃく　にく　きょう　しょく
① 弱 □□ 強 □□

強い者が弱い者を思うままに滅ぼして、繁栄すること。

じ　もん　じ　とう
② 自 □□ 自 □□

自らに問いかけて、自ら答えをいうこと。あれこれ考えて思い悩むこと。

●152日目／答え

「配」が仲間はずれです。漢字の後に「球」をつけると球技の名前になるのが仲間の共通点です。水球（ウオーターポロ）、庭球（テニス）、野球（ベースボール）、卓球（ピンポン）、鎧球（アメリカンフットボール）、籠球（バスケットボール）。配球は、球技名ではありません。

言葉クイズ／答え ①弱冠
基礎トレ／答え ①人生行路　②十年一日

172

学習日　月／日

例と同じ要領で、漢字の部分をうまく組み合わせて、二字熟語を作ってください。

言葉クイズ

「相殺」の読みは、
① そうさつ　② そうさいのどちら？

例　士＋原＋心＋頁＝ 志 願

① 寸＋寸＋土＋文＋竹
＝ □ □

② 女＋王＋西＋月＋亡
＝ □ □

答え

基礎トレ

意味と合う四字熟語の読みを書きましょう

① 我 武 者 羅
1つの目的に向かい、血気にはやって向こう見ずになること。

② 臥 薪 嘗 胆
将来の成功を期して苦労に耐えること。薪の上に寝て苦いきもをなめる意から。

● 153日目／答え

④ 規則 → 規定
③ 責務 → 責任
② 献身 → 尽力
① 突然 → 不意

言葉クイズ／答え ①コウモリ
基礎トレ／答え ①がんめんそうはく
　　　　　　　②がりょうてんせい

枠の中に四字熟語を詰め込みました。その中の1つを太い枠で囲みました。同じ要領で、4つのマスを連続させて、四字熟語を囲んでください。最後に連続しない4つのマスが残ります。その漢字で四字熟語を考えて、下にあるマスに書いてみましょう。

言葉クイズ

①詐偽　②詐欺、正しいのはどちら？

音	炉	冬	扇	題	列	鬼	世
同	夏	語	出	休	序	功	阿
口	異	壮	言	話	閑	年	学
然	自	若	大	切	説	神	曲
泰	没	腕	扼	歯	卓	論	名

答え

四字熟語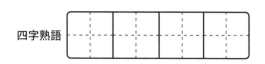

基礎トレ

漢字を書きましょう 意味と合う四字熟語の

① 意 [い] [し] 薄 [はく] [じゃく]

意志が弱くて決断することができなかったり、物事を我慢する気持ちの弱いさま。

② 一 [いち] [ぶ] 始 [し] [じゅう]

始めから終わりまで。物事の最初から最後までのくわしい事情すべて。

●154日目／答え

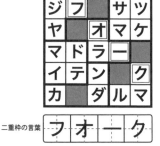

ジ	フ		サ	ツ
ヤ		オ	マ	ケ
マ	ド	ラ	ー	
イ	テ	ン		ク
カ		ダ	ル	マ

二重枠の言葉　フォーク

言葉クイズ／答え　②風上に置けない
基礎トレ／答え　①弱肉強食　②自問自答

学習日　月　日

ここに並ぶ二字熟語は異なる読み方ができます。言葉の意味をヒントにして、その読み方を2つずつひらがなで書いてください。

言葉クイズ
「儒艮」の読みは、①シャチ ②ジュゴンのどちら?

相乗

①（　　　）本来は別々に利用する人たちが、一つの乗り物に同乗すること。

②（　　　）二つ以上の要因が同時に働くこと。

変化

①（　　　）ある状態や性質などが他の状態や性質に変わること。

②（　　　）神仏などが本来の形を変えて種々の姿を現すこと。

一端

①（　　　）一人前。未熟なのに一人前のように振る舞うさま。

②（　　　）一方のはし。片はし。「ひもの―」。

答え

白金

①（　　　）プラチナ。銀白色の金属。

②（　　　）銀(ぎん)。銀色。「冬山は一面―の世界だ」。

基礎トレ
意味と合う四字熟語の読みを書きましょう

① 才 色 兼 備
すぐれた才能と美しい容姿の両方を持っていること。多くは女性についていう。

② 試 行 錯 誤
試みと失敗を繰り返しながら、解決策や適切な方法を見い出していくこと。

●155日目／答え

①の二字熟語

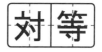
対 等

②の二字熟語

要 望

言葉クイズ／答え ②そうさい
基礎トレ／答え ①がむしゃら　②がしんしょうたん　175

例と同じ要領で、①〜⑤のすべてが、慣用句になるように、線で結んでください。

学習日　月　日

言葉クイズ

正しいのはどちらか？①下にも置かぬ ②上にも置かぬ、

答え

例	①	②	③	④	⑤
愛	知	門	役	十	言
想	戸	恵	指	葉	者
がつきる	がそろう	がすぎる	をひらく	をつける	にあまる

基礎トレ

意味と合う四字熟語の漢字を書きましょう

いち もく りょう ぜん
① 一□□瞭□

一目見ただけで、はっきりと分かるさま。
一目で明らかに分かるさま。

いっ しょ けん めい
② 一□□懸□

命がけで事にあたるさま。真剣に打ち込むさま。

●156日目／答え

音	炉	冬	扇	題	列	鬼	世
同	夏	語	出	休	序	功	阿
口	異	壮	言	話	閑	年	学
然	自	若	大	切	説	神	曲
泰	没	腕	扼	歯	卓	論	名

四字熟語　神出鬼没

言葉クイズ／答え ②詐欺
基礎トレ／答え ①意志薄弱　②一部始終

学習日 ／ 月 日

言葉学習 **難読しりとりループ**

9つの二字熟語のうち、8つは「読み」でしりとりが成り立ちます。では、しりとりに入れない二字熟語はどれでしょう。下の枠に書いてください。

言葉クイズ

「措置」の読みは、① そち ② しょちのどちら？

未必	栗鼠	図星
誰何	正味	空籤
躊躇	数珠	悪阻

答え

しりとりに入れない二字熟語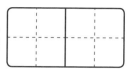

基礎トレ

意味と合う四字熟語の読みを書きましょう

① **終 始 一 貫**
最初から最後までずっと変わらないこと。

② **深 層 心 理**
心の奥深くで働く、自分でも気付かない心の動きのこと。

●157日目／答え
相乗／①あいのり　②そうじょう
変化／①へんか　②へんげ
一端／①いっぱし　②いったん
白金／①はっきん　②しろがね

言葉クイズ／答え ②ジュゴン
基礎トレ／答え ①さいしょくけんび
　　　　　　②しこうさくご

177

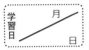

160日目

言葉パズル ノーヒントクロス

まったくヒントのないクロスワードです。言葉のつながりだけをたよりにして、候補の言葉を、5×5の枠に詰め込んで、クロスワードを作ってください。さらに、二重枠のカタカナを上から読んでできる言葉を、下のマスに書いてみましょう。

言葉クイズ

① 青天 ② 晴天、正しいのはどちら？

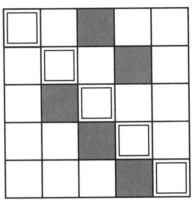

候補

イタ　カイ　カニ　ガム　シン　シツ
ダシ　ムジ　ツガイ　リング
ワタシ　カワクダリ　ニワイジリ

答え

二重枠の言葉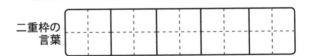

基礎トレ

意味と合う四字熟語の漢字を書きましょう

① 和　□□　折　□□
　　わ　よう　せつ　ちゅう

日本風と西洋風の様式を、程よく取り混ぜること。

② 漁　□□　之　□□
　　ぎょ　ふ　の　り

両者が争っているすきに、第三者が骨を折らずにその利益を横取りするたとえ。

● 158日目／答え
①知ー恵ーをつける
②門ー戸ーをひらく
③役ー者ーがそろう
④十ー指ーにあまる
⑤言ー葉ーがすぎる

言葉クイズ／答え ①下にも置かぬ
基礎トレ／答え ①一目瞭然　②一所懸命

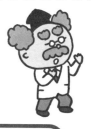

横井教授がおススメする

脳の若さを保つ生活習慣

偏りは禁物 バランスを考える

認知症予防に効果がある食材や栄養素であっても、そればかり偏って食べていてはよくありません。栄養のバランスをよく考えましょう。さらによく噛んで食べて、栄養素の消化・吸収を助けましょう。

認知症に なりにくい生活

認知症は、「なりにくくなる予防方法」は分かってきました。1つは、食生活・運動・生活習慣など日々の生活の中で見直す方法、もう1つは、頭の体操など、能力を補ったり改善させる方法です。

和食は理に適った 効果的な食事

認知症予防の効果的な食事として、地中海式料理が挙げられます。その理由は、DHA や EPA 等の不飽和脂肪酸が魚や野菜に含まれており、低カロリーの料理が多いからです。ただし、食べ過ぎに注意してください。

思い出して書いてみましょう

最近、出かけた
行楽地・旅先

最近、一緒に
出かけたお友達

●159日目／答え

**しりとりに入れない
二字熟語**

躊	躇

ちゅうちょ

しりとりは次のようになります。
未必（みひつ）→悪阻（つわり）→栗鼠（りす）→誰何（すいか）→空籤（からくじ）→数珠（じゅず）→図星（ずぼし）→正味（しょうみ）→（みひつ）に戻る

言葉クイズ／答え ①そち
基礎トレ／答え ①しゅうしいっかん
②しんそうしんり

学習日 ／ 月 日

「候補」をマスに当てはめて、4つの四字熟語を作ってください。さらに、使わずに「候補」に残った漢字で、三字熟語を作って、下にあるマスに書いてみましょう。

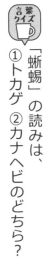

言葉クイズ

「蜥蜴」の読みは、①トカゲ ②カナヘビのどちらか？

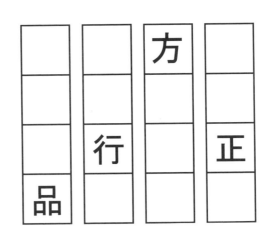

候補

一 位 石 馬 下 事 磁 鹿
生 中 直 天 等 年 優

答え

三字熟語

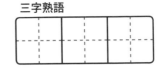

基礎トレ

意味と合う四字熟語の漢字を書きましょう

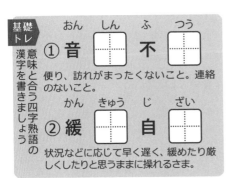

① 音 [しん] 不 [つう]

便り、訪れがまったくないこと。連絡のないこと。

② 緩 [かん][きゅう] 自 [ざい]

状況などに応じて早く遅く、緩めたり厳しくしたりと思うままに操れるさま。

●160日目／答え

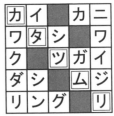

二重枠の言葉 カ タ ツ ム リ

言葉クイズ／答え ①青天
基礎トレ／答え ①和洋折衷 ②漁夫之利

漢字を使って絵を描いてみました。何を表しているのでしょうか？

学習日 月 日

言葉クイズ

① 数えられるほどしかない
② 数えるほどしかない、
正しいのはどちら？

出来　　焼

上昇 ↑麺麭↑

機械

卓卓卓卓卓卓卓卓卓卓卓

答え

答え

基礎トレ

意味と合う四字熟語の読みを書きましょう

① 整　理　整　頓

きちんと物が揃そろえてあり、必要なときはいつでも取り出せること。

② 大　願　成　就

大きな望みがかなえられること。神仏に願ったことがそのとおりになること。

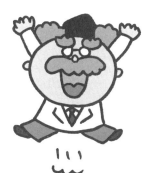

181

「候補」の三字熟語で、熟語同士が重なりつながるスケルトンを作ってください。さらに、二重枠の漢字で三字熟語を考えて、下にあるマスに書いてみましょう。

①「乳離れ」の読みは、①ちちばなれ ②ちばなれ のどちら？

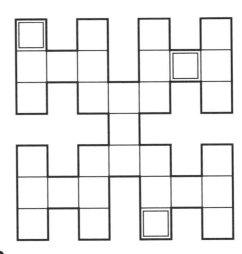

候補

観光地	九回裏	九官鳥	急旋回	群集劇
公民館	小海老	古地図	寿老人	準急行
書記官	図書館	鳥小屋	民話集	楽観論

三字熟語

答え

●161日目／答え

天	年	方	馬
下	中	位	鹿
一	行	磁	正
品	事	石	直

三字熟語 優 等 生

基礎トレ

意味と合う四字熟語の漢字を書きましょう

① 感　じょう　い　移　にゅう
自然の風物や芸術作品に対して自分の心を投射し、それと一体になること。

② 完　ぜん　燃　しょう
燃え尽きること。全力を出し切って事に当たること。

言葉クイズ／答え ①トカゲ
基礎トレ／答え ①音信不通　②緩急自在

矢印の方向に読むと二字熟語ができるように、中央のマスに漢字を当てはめてください。当てはめた漢字は二字熟語になっています。二字熟語を下のマスに書いてみましょう。

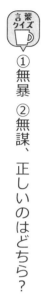

① 無暴 ② 無謀、正しいのはどちら？

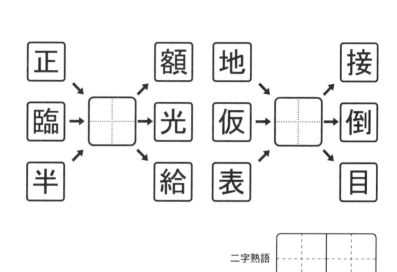

二字熟語

答え

基礎トレ

意味と合う四字熟語の読みを書きましょう

① 天 変 地 異
天地間に起こる自然の災害や、変わった出来事のこと。

② 品 行 方 正
心や行いが正しく立派なさま。

●162日目／答え

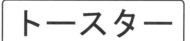

「麺麭」は「パン」の難読漢字表記

言葉クイズ／答え ②数えるほどしかない
基礎トレ／答え ①せいりせいとん
　　　　　　　②たいがんじょうじゅ

パズル面のすべてのマスを、「候補」の言葉で埋めましょう。一文字目を、パズル面の同じ番号のマスに入れ、タテかヨコの隣接するマスを進んで埋めてください。ただし、他の言葉にある同じ文字とはマスを共通できます。

言葉クイズ

「馴鹿」の読みは、①カモシカ ②トナカイのどちら？

1	2				3
	4			5	
	6		7		
8		9			
				10	11

答え

候補

①セーター　②スラックス　③パンツ

④タキシード　⑤スカート　⑥カットソー

⑦ベスト　⑧パーカー　⑨ツーピース

⑩セビロ　⑪サロペット

基礎トレ

意味と合う四字熟語の漢字を書きましょう

① 機 □き □かい □きん 均 □とう

すべての人や組織・団体に対して、チャンスを平等に与えること。

② 希 □き □しょう 価 □か □ち

物事の量や数などがきわめて少ないために生じる性質や程度のこと。

●163日目／答え

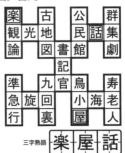

言葉クイズ／答え ②ちばなれ
基礎トレ／答え ①感情移入　②完全燃焼

意味がまったく逆になる言葉の関係を「反対語」といいます。候補の漢字をマスに当てはめて、それぞれ「反対語」になるようにしてください。

言葉クイズ

①異存はない ②異存は出ない、正しいのはどちらか？

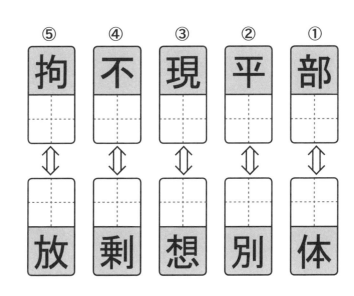

⑤拘 ④不 ③現 ②平 ①部

⇕ ⇕ ⇕ ⇕ ⇕

⑤放 ④剰 ③想 ②別 ①体

候補
足 空 実 差 分
解 等 全 束 過

答え

基礎トレ 意味と合う四字熟語の読みを書きましょう

① 不 朽 不 滅
永久に朽ち滅びることがないこと。

② 不 協 和 音
心を合わせて仲良くせず、たがいに譲らずきしみを立てることのたとえ。

●164日目／答え

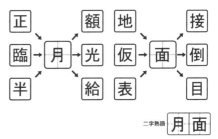

正 額 地 接
臨→月→光 仮→面→倒
半 給 表 目

二字熟語 月 面

言葉クイズ／答え ②無謀
基礎トレ／答え ①てんぺんちい
②ひんこうほうせい

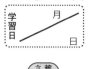

167日目

言葉学習　ナゾトレ

学習日　　月　　日

「ある」の言葉は、共通の法則にしたがっています。
その法則は何でしょうか？　見抜いて答えてください。

「貼付」の読みは、
①ちょうふ　②はりつけ
のどちら？

ある	なし
さいん サイン	あいず 合図
らいと ライト	れふと レフト
ぼーる ボール	たま 球
ふれんど フレンド	ゆうじん 友人
ねーむ ネーム	あだな あだ名

ヒント／「ある」の前か後ろに何かが付きます

答え

答え
「ある」に
共通する法則

基礎トレ

意味と合う四字熟語の漢字を書きましょう

き　　そう　　てん　　がい
① 奇　□□　天　□□

普通では思いもよらない奇抜なこと。またそのさま。

きょう　ぞん　きょう　えい
② 共　□□　共　□□

2つ以上のものが互いに敵対することなく助け合って生存し、ともに栄えること。

●165日目／答え

¹セ	ス	ラ	ツ	ン	³パ
一	⁴タ	キ	ク	⁵ス	カ
ド	一	シ	ス	ト	一
一	⁶カ	ツ	⁷ベ	ツ	ペ
⁸パ	ソ	ト	ツ	⁹ビ	ロ
ス	一	ピ	一	¹⁰セ	サ

言葉クイズ／答え ②トナカイ
基礎トレ／答え ①機会均等　②希少価値

186

漢字パズル　**漢字詰めクロスワード**

「候補」の漢字をマスに当てはめて、熟語が重なりつながるクロスワードを作ってください。さらに、二重枠の漢字で四字熟語を考えて、下にあるマスに書いてみましょう。

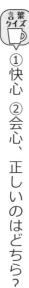

①快心　②会心、正しいのはどちら？

答え

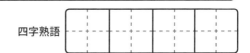

クロスワードのマス：

	西			近		京	
黒		裁	□		具		市
□	国		合			温	
		族			案		画
	性			人		絶	
慨		高	利		□		
□	邪				服		宅
量		圧		計		困	

候補

衣　一　感　気　計　住　食　体　大　天　都　道
難　別　縫　民　無　有　洋　力

四字熟語 ＿＿＿＿＿＿＿＿＿＿

基礎トレ

意味と合う四字熟語の読みを書きましょう

①　平　平　凡　凡

特にすぐれたところや変わったところがなく、ごくありふれているさま。

②　無　我　夢　中

ある事にすっかり心を奪われて、我を忘れてしまうさま。

●166日目／答え

⑤	④	③	②	①
拘束	不足	現実	平等	部分
⇕	⇕	⇕	⇕	⇕
解放	過剰	空想	差別	全体

言葉クイズ／答え ①異存はない
基礎トレ／答え ①ふきゅうふめつ
②ふきょうわおん

学習日 　月　日

国の名前を漢字で書いた物が上段に並んでいます。下段のカタカナと線で結んで、漢字とその正しい読みを答えてください。

言葉クイズ

「土竜」の読みは、①モグラ ②カタツムリのどちら？

仏蘭西	●	●	ジャパン
越南	●	●	フランス
亜米利加	●	●	モンゴル
莫臥児	●	●	ルーマニア
加奈陀	●	●	ロシア
業平	●	●	ベトナム
羅馬尼亜	●	●	カナダ
露西亜	●	●	アメリカ

答え

基礎トレ

意味と合う四字熟語の漢字を書きましょう

① 一□□即□□

触れただけで、すぐに爆発しそうな状態の意から、きわめて緊迫した状態や状況。

いっ しょく そく はつ

② 一□□不□□

何か1つのことに心を集中して、他のことに心を奪われないさま。

いっ しん ふ らん

●167日目／答え

「ある」の言葉の前か後ろには「ペン」が付くことが法則です。サインペン、ペンライト、ボールペン、ペンフレンド、ペンネーム。

言葉クイズ／答え ①ちょうふ
基礎トレ／答え ①奇想天外　②共存共栄

漢字パズル　漢字ネットワーク

「候補」の漢字をマスに当てはめて、15の三字熟語を作ってください。そのとき、太い線でつながれた2つのマスには、同じ漢字を入れてください。

言葉クイズ

①怒り心頭に達する　②怒り心頭に発する、正しいのはどちら？

答え

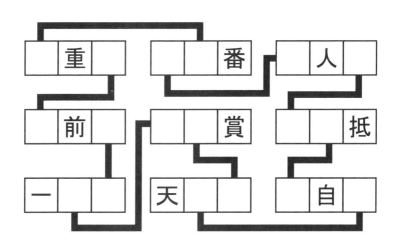

候補

木　桜　線　大　直
十　並　然　八

基礎トレ

意味と合う四字熟語の読みを書きましょう

① 極　楽　蜻　蛉

事の重大さにまったく気付かず、のんきに構えている者のこと。

② 座　右　之　銘

常に見えるところに掲げて覚えておき、自分の生活の戒めとする格言。

●168日目／答え

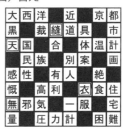

大	西	洋		近		京	都
黒		裁	縫	道	具		市
天	国		合		体	温	計
	民	族		別	案		画
感	性		有	人		絶	
慨		高	利		衣	食	住
無	邪	気		一	服		宅
量		圧	力	計		困	難

四字熟語　天 衣 無 縫

言葉クイズ／答え ②会心
基礎トレ／答え ①へいへいぼんぼん
②むがむちゅう

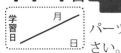
漢字パズル バラバラ漢字

漢字をバラバラに分けて、順序を入れ替えました。パーツを正しく並べて、意味の通る三文字熟語を答えてください。

学習日 月 日

言葉クイズ

「月極」の読みは、①げっきょく②つきぎめのどちら？

例 昏妾 → 宴 会

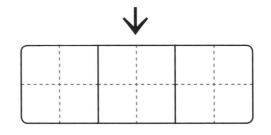

↓

答え

基礎トレ

意味と合う四字熟語の漢字を書きましょう

① 一 □□ 二 □□
いっ せき に ちょう

1つのことをして、2つの利益を得るたとえ。

② 永 □□ 中 □□
えい せい ちゅう りつ

独立と領土の保全とが他の諸国家によって保障されている状態。

●169日目／答え

露西亜 ＝ロシア
羅馬尼亜 ＝ルーマニア
業平 ＝ジャパン
加奈陀 ＝カナダ
莫臥児 ＝モンゴル
亜米利加 ＝アメリカ
越南 ＝ベトナム
仏蘭西 ＝フランス

言葉クイズ／答え ①モグラ
基礎トレ／答え ①一触即発 ②一心不乱

190

ナゾトレ・仲間をさがせ

「2」という共通点にしたがって、言葉を集めました。では、①〜③で共通点を満たす「仲間」はどれでしょう？

言葉クイズ

① 更年期　⑱高年期、正しいのはどちら？

2
日　月　火
木　夕　口

①水　②金　③土

ヒント／同じ物を2つ組み合わせます

答え

仲間 [　　　　　　]

基礎トレ

意味と合う四字熟語の読みを書きましょう

[　　　　　]
① 残 念 無 念
とても悔しいさま。悔しくて悔しくてたまらないこと。

[　　　　　]
② 悪 因 悪 果
悪い行為には、必ず悪い結果や報いがあること。

●170日目／答え

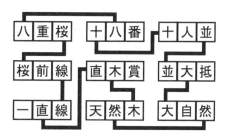

言葉クイズ／答え ②怒り心頭に発する
基礎トレ／答え ①ごくらくとんぼ　②ざゆうのめい　191

違う言葉なのに意味がほぼ同じ言葉の関係を「同義語」といいます。「候補」をマスに当てはめて、「同義語」になるようにしてください。

言葉クイズ

「駱駝」の読みは、①アルパカ ②ラクダのどちら？

④
疑
◆
問
本当かどうか、正しいかどうか、疑わしいこと。

③
手
◆
範
見習うべき物、こと、行為。

②
督
◆
促
約束の履行や物事の実行をうながすこと。

①
借
◆
債
金銭や物品を借りて、返済の義務を負うこと。

候補

負　念　疑　促
模　本　催　金

答え

基礎トレ

意味と合う四字熟語の漢字を書きましょう

①冠　かん　ぜん　絶　ぜつ　ご

ずばぬけてすぐれている形容。また、非常に珍しいことの形容。

②起　き　し　回　かい　せい

崩壊や敗北などの危機に直面した状態を、一気によい方向に立て直すこと。

●171日目／答え

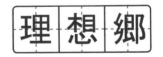

理　想　郷

言葉クイズ／答え ②つきぎめ
基礎トレ／答え ①一石二鳥　②永世中立

174日目 言葉パズル ジグソークロス

カタカナが書かれた5つの部品を、5×5の枠に詰め込んで、クロスワードを作ってください。部品は枠からはみ出したり、重なってはいけません。きっちり部品を詰め込んだときに、二重枠のカタカナを上から読んでできる言葉を、下のマスに書いてみましょう。

①消息を絶つ ②消息を断つ、正しいのはどちら？

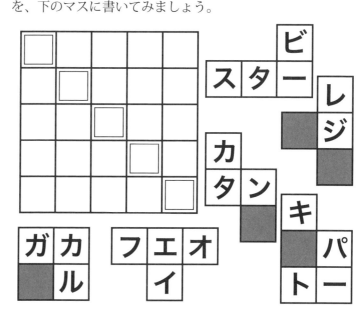

答え

二重枠の言葉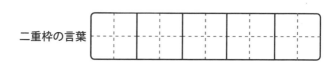

基礎トレ

意味と合う四字熟語の読みを書きましょう

① 唖 然 失 笑
あっけにとられて、思わず笑ってしまうこと。

② 安 心 立 命
心を安らかにして身を天命にまかせ、どんなときにも動揺しないこと。

● 172日目／答え
「③土」が仲間です。
同じ文字2つで別の漢字になるのが仲間の共通点です。日→昌、月→朋、火→炎、木→林、夕→多、口→回。土→圭です。

例と同じ要領で、漢字の部分をうまく組み合わせて、二字熟語を作ってください。

学習日　月　日

「続柄」の読みは、①つづきがら　②ぞくがらのどちら？

例　士＋原＋心＋頁＝ 志 願

① 大＋土＋西＋穴＋火

＝ □ □

② 亡＋女＋心＋目＋木

＝ □ □

答え

基礎トレ

意味と合う四字熟語の漢字を書きましょう

し　かく　し　めん
① 四 □ 四 □

生真面目で、おもしろみに欠けること。

し　しゃ　ご　にゅう
② 四 □ 五 □

4以下なら切り捨て、5以上なら切り上げて1とし、加える方法。

●173日目／答え

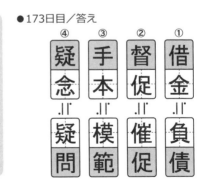

④　疑念 ⇊ 疑問
③　手本 ⇊ 模範
②　督促 ⇊ 催促
①　借金 ⇊ 負債

言葉クイズ／答え ②ラクダ
基礎トレ／答え ①冠前絶後　②起死回生

漢字パズル　**四字熟語ブロック分割**

枠の中に四字熟語を詰め込みました。その中の1つを太い枠で囲みました。同じ要領で、4つのマスを連続させて、四字熟語を囲んでください。最後に連続しない4つのマスが残ります。その漢字で四字熟語を考えて、下にあるマスに書いてみましょう。

言葉クイズ

①片頭痛　②偏頭痛、正しいのはどちら？

答え

熟	字	四	無	比	読	権	法
語	閣	痛	快	定	子	杓	外
論	楼	中	晴	規	巧	迅	治
両	雨	空	無	常	言	奮	子
否	賛	諸	行	色	令	耕	獅

四字熟語 ☐ ☐ ☐ ☐

基礎トレ

意味と合う四字熟語の読みを書きましょう

① 遺 憾 千 万

物事が思うようにならず、残念でたまらないよう。

② 意 気 揚 揚

得意げで威勢のよいさま。いかにも誇らしげに振る舞うさま。

●174日目／答え

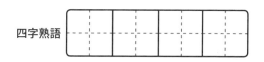

カ	フ	エ	オ	レ
タ	ン	イ		ジ
キ		ガ	カ	
	パ		ル	ビ
ト	ー	ス	タ	ー

二重枠の言葉　カ　ン　ガ　ル　ー

言葉クイズ／答え　①消息を絶つ
基礎トレ／答え　①あぜんしっしょう
　　　　　　　②あんしんりつめい

言葉学習 同じ読みの5つの二字熟語

マス目には同じ読み「てんか」になる二字熟語が入ります。言葉の意味をヒントに「候補」の漢字をマス目に当てはめて、5つの二字熟語を書き分けてください。

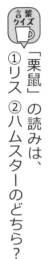

言葉クイズ

① 「栗鼠」の読みは、リス ② ハムスターのどちら？

てんか

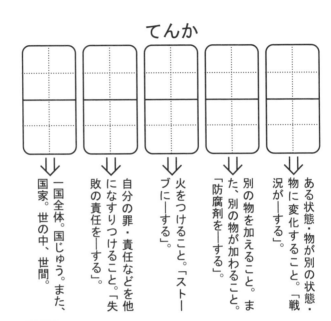

↓ 一国全体。国じゅう。また、国家。世の中、世間。

↓ 自分の罪・責任などを他になすりつけること。「失敗の責任を—する」。

↓ 火をつけること。「ストーブに—する」。

↓ 別の物を加えること。また、別の物が加わること。「防腐剤を—する」。

↓ ある状態・物が別の状態・物に変化すること。「戦況が—する」。

候補

| 化 | 転 | 火 | 添 | 嫁 |
| 点 | 下 | 転 | 加 | 天 |

答え □

基礎トレ

意味と合う四字熟語の漢字を書きましょう

① 質 [しつ][ぎ] 応 [おう][とう]

質問とそれに対する答弁。

② 四 [し][ほう] 八 [はっ][ぽう]

あちらこちら。あらゆる方向。周囲のすべて。

● 175日目／答え

①の二字熟語

煙 突

②の二字熟語

妄 想

言葉クイズ／答え ①つづきがら
基礎トレ／答え ①四角四面　②四捨五入

言葉学習　**慣用句線つなぎ**

例と同じ要領で、①〜⑤のすべてが、慣用句になるように、線で結んでください。

言葉クイズ

①乗るか反るか　②伸るか反るか、正しいのはどちら？

例
愛 ●──● 想 ●──● がつきる

① 財 ● ● 炎 ● ● をつける

② 明 ● ● 険 ● ● をあげる

③ 保 ● ● 体 ● ● をかける

④ 勿 ● ● 布 ● ● をわける

⑤ 気 ● ● 暗 ● ● をにぎる

答え

基礎トレ

意味と合う四字熟語の読みを書きましょう

① 異 国 情 緒

いかにも外国らしい風物がかもしだす、わが国の物とは異なる雰囲気や趣。

② 一 意 専 心

他に心を動かされず、ひたすら1つのことに心を集中すること。

●176日目／答え

熟	字	四	無	比	読	権	法
語	閣	痛	快	定	子	杓	外
論	楼	中	晴	規	巧	迅	治
両	雨	空	無	常	言	奮	子
否	賛	諸	行	色	令	耕	獅

四字熟語　晴 耕 雨 読

言葉クイズ／答え ②偏頭痛
基礎トレ／答え ①いかんせんばん　②いきようよう　197

言葉学習 **難読しりとりループ**

9つの二字熟語のうち、8つは「読み」でしりとりが成り立ちます。では、しりとりに入れない二字熟語はどれでしょう。下の枠に書いてください。

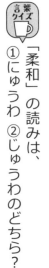

言葉クイズ

「柔和」の読みは、①にゅうわ ②じゅうわ のどちら？

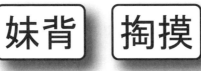

妹背	掏摸	善哉
背鰭	瞽女	煉瓦
硝子	蒟蒻	林檎

答え

しりとりに入れない二字熟語 ☐☐

●177日目／答え

基礎トレ 意味と合う四字熟語の漢字を書きましょう

① 種 [しゅ][しゅ] 雑 [ざっ][た]
いろいろな物が入り交じっているさま。

② 私 [し][り] 私 [し][よく]
自分の利益や、自分の欲求を満たすことだけを考えて行動すること。

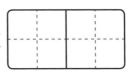

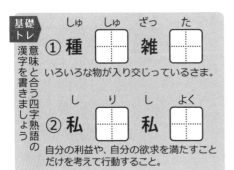

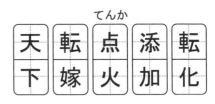

てんか

天下　転嫁　点火　添加　転化

言葉クイズ／答え ①リス
基礎トレ／答え ①質疑応答　②四方八方

言葉パズル ノーヒントクロス

まったくヒントのないクロスワードです。言葉のつながりだけをたよりにして、候補の言葉を、5×5の枠に詰め込んで、クロスワードを作ってください。さらに、二重枠のカタカナを上から読んでできる言葉を、下のマスに書いてみましょう。

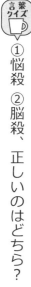

① 悩殺 ② 脳殺、正しいのはどちら？

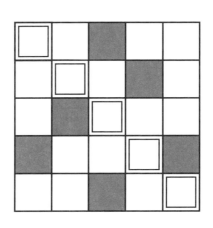

候補

サラ　ハラ　フエ　フグ　ミエ
ラン　イバラ　タンイ　ターフ
バター　ハタケ　ミラー　ラリー

答え

二重枠の言葉

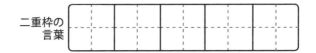

●178日目／答え
①財一布一をにぎる
②明一暗一をわける
③保一険一をかける
④勿一体一をつける
⑤気一炎一をあげる

基礎トレ 意味と合う四字熟語の読みを書きましょう

① 一 言 一 句
ちょっとした言葉。ほんのひとこと。言葉を大切にすることのたとえ。

② 一 攫 千 金
一度にたやすく大きな利益を手に入れること。1つの仕事で巨利を得ること。

言葉クイズ／答え ②伸るか反るか
基礎トレ／答え ①いこくじょうちょ
②いちいせんしん

横井教授がおススメする
脳の若さを保つ生活習慣

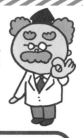

血液の仕事は
栄養の運搬

血液の仕事は、脳を活発にするために必要な大量の酸素やブドウ糖を運ぶことです。適度な運動で、全身の血行がよくなり脳に十分な血液が行き渡り、脳内の血流もよくなり、必要な物がしっかりと届きます。

肥満は
危険性が高まる

内臓に脂肪が溜まった結果、高血圧や脂質異常症を引き起こし「メタボリックシンドローム」となります。肥満による無呼吸症候群の影響で脳に酸素を送ることができず、脳障害を招くこともあります。

血管が狭くなる
病気に注意

脂質異常症は、血液中の脂質（コレステロールや中性脂肪）量増加により、血管が狭くなってしまう疾患です。肥満、ストレス、過労、喫煙、睡眠不足などが原因で、認知症のリスクが高まります。

思い出して書いてみましょう

最近、感動した
言葉

最近、読んだ本
観た映画

●179日目／答え
**しりとりに入れない
二字熟語**

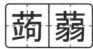 こんにゃく

しりとりは次のようになります。
妹背（いもせ）→背鰭（せびれ）→煉瓦（れんが）→硝子（ガラス）→掏摸（すり）→林檎（りんご）→瞽女（ごぜ）→善哉（ぜんざい）→（いもせ）に戻る

言葉クイズ／答え ①にゅうわ
基礎トレ／答え ①種種雑多 ②私利私欲

「候補」をマスに当てはめて、4つの四字熟語を作ってください。さらに、使わずに「候補」に残った漢字で、三字熟語を作って、下にあるマスに書いてみましょう。

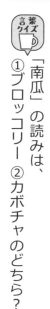

「南瓜」の読みは、
① ブロッコリー ② カボチャ
のどちら？

答え

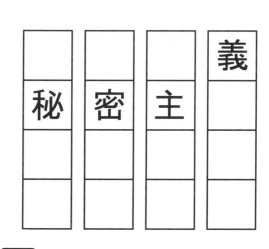

			義
秘	密	主	

候補

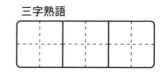

裏 械 関 義 機 工 作 守
情 人 精 亭 白 務 理

三字熟語

基礎トレ 意味と合う四字熟語の読みを書きましょう

① 余 裕 綽 綽
ゆったりと落ち着き払ったさま。

② 頑 固 一 徹
一度決めたらあくまでも自分の考えや態度を変えようとしないさま。

● 180日目／答え

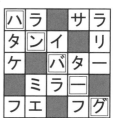

ハ	ラ		サ	ラ
タ	ン	イ		リ
ケ		バ	タ	ー
		ミ	ラ	ー
フ	エ		フ	グ

二重枠の言葉 ハ ン バ ー グ

言葉クイズ／答え ①悩殺
基礎トレ／答え ①いちごんいっく
　　　　　　　②いっかくせんきん

182日目

漢字パズル　漢字イラスト

漢字を使って絵を描いてみました。何を表しているのでしょうか？

音楽クイズ

①間が持てない　②間が持たない、正しいのはどちら？

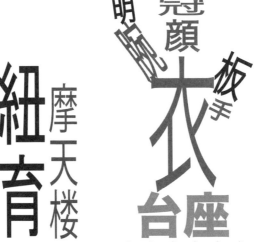

空空空　松明　空空空空空空

冠顔　衣　板手

紐　摩天楼　育　台座

阝陸　海島島島島島島　海　海

答え

答え

基礎トレ　意味と合う四字熟語の漢字を書きましょう

① 他　[た][にん]　行　[ぎょう][ぎ]

親しい間柄なのに、親しくないように、よそよそしく振舞うこと。

② 日　[にっ][しん]　月　[げっ][ぽ]

日に日に、絶えず進歩すること。進歩の度合いが急速であること。

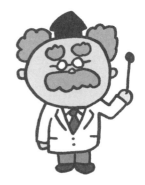

202

学習日　月／日

「候補」の三字熟語で、熟語同士が重なりつながるスケルトンを作ってください。さらに、二重枠の漢字で三字熟語を考えて、下にあるマスに書いてみましょう。

「年俸」の読みは、
①ねんぼう
②ねんぽう
のどちら？

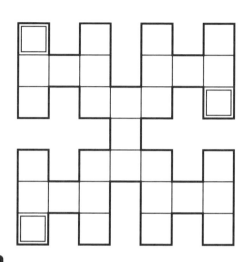

候補

紫陽花	会話文	紀行文	記者団	権利金
行動力	女子会	水平線	戦力外	著作権
著名人	平仮名	陽電子	利用者	話題作

答え

三字熟語

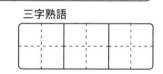

基礎トレ

意味と合う四字熟語の読みを書きましょう

① 自 由 奔 放

他を気にかけず、自分の思うままに振る舞うさま。

② 前 代 未 聞

これまでに聞いたこともないような珍しく変わったこと。大変な出来事。

●181日目／答え

守	精	亭	義
秘	密	主	理
義	機	関	人
務	械	白	情

三字熟語　| 裏 | 工 | 作 |

言葉クイズ／答え　②カボチャ
基礎トレ／答え　①よゆうしゃくしゃく
　　　　　　　　②がんこいってつ

184日目 漢字パズル 二字熟語をつなげ！

学習日 月／日

矢印の方向に読むと二字熟語ができるように、中央の
マスに漢字を当てはめてください。当てはめた漢字は二字熟語
になっています。二字熟語を下のマスに書いてみましょう。

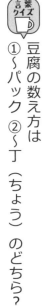

言葉クイズ
①豆腐の数え方は〜パック ②〜丁（ちょう）のどちら？

答え

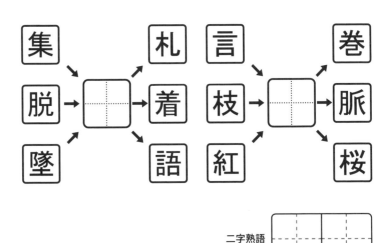

二字熟語

基礎トレ
意味と合う四字熟語の漢字を書きましょう

① 二 に・てん 三 さん・てん

物事の方針や方向がくるくると変わり、なかなか定まらないこと。

② 百 ひゃっ・ぱつ 百 ひゃく・ちゅう

予想した計画やねらいがすべて当たること。

●182日目／答え

自由の女神

「紐育」は「ニューヨーク」、
「松明」は「たいまつ」と読む。

言葉クイズ／答え ①間が持てない
基礎トレ／答え ①他人行儀　②日進月歩

204

学習日 　月　／　日

パズル面のすべてのマスを、「候補」の言葉で埋めましょう。一文字目を、パズル面の同じ番号のマスに入れ、タテかヨコの隣接するマスを進んで埋めてください。ただし、他の言葉にある同じ文字とはマスを共通できます。

言葉クイズ

「胡瓜」の読みは、①キュウリ ②ズッキーニのどちら？

答え

1		2			
		3			4
	5	6			
		7		8	9
10					
		11		12	

候補

①権威主義　　②進路指導　　③地方分権

④議論百出　　⑤金太郎飴　　⑥高速道路

⑦夫婦円満　　⑧出世街道　　⑨百点満点

⑩女義太夫　　⑪帰国子女　　⑫原点回帰

基礎トレ

意味と合う四字熟語の読みを書きましょう

① **物 物 交 換**
品物を貨幣などの媒介物を用いずに直接他の品物と交換すること。

② **悪 逆 無 道**
人の道に外れた、はなはだしい悪事。

●183日目／答え

紫	女		紀		戦
陽	電	子	行	動	力
花		会	話	文	外
			題		
水		著	作	権	記
平	仮	名	利	用	者
線		人	金		団

三字熟語　**紫 外 線**

言葉クイズ／答え ②ねんぽう
基礎トレ／答え ①じゆうほんぽう
　　　　　　　②ぜんだいみもん

学習日 月／日

言葉学習 反対語

意味がまったく逆になる言葉の関係を「反対語」といいます。候補の漢字をマスに当てはめて、それぞれ「反対語」になるようにしてください。

言葉クイズ

①新規巻き返し ②新規蒔き直し、正しいのはどちら？

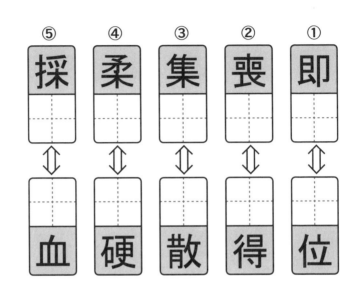

⑤ 採 ⇕ 血
④ 柔 ⇕ 硬
③ 集 ⇕ 散
② 喪 ⇕ 得
① 即 ⇕ 位

候補

強 軟 分 輸 中
獲 失 退 血 位

答え

●184日目／答え

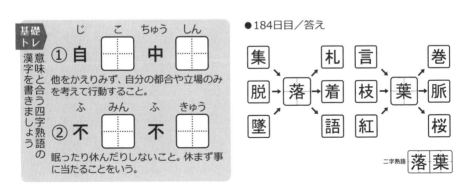

基礎トレ

意味と合う四字熟語の漢字を書きましょう

じ こ ちゅう しん
① 自◯中◯

他をかえりみず、自分の都合や立場のみを考えて行動すること。

ふ みん ふ きゅう
② 不◯不◯

眠ったり休んだりしないこと。休まず事に当たることをいう。

●184日目／答え

集 → 札 言 → 巻
脱 → 落 → 着 枝 → 葉 → 脈
墜 → 語 紅 桜

二字熟語 落葉

言葉クイズ／答え ②～丁（ちょう）
基礎トレ／答え ①二転三転 ②百発百中

学習日　月／日

「ある」の言葉は、共通の法則にしたがっています。
その法則は何でしょうか？　見抜いて答えてください。

言葉クイズ

「破綻」の読みは、
① はたん　② はじょう　のどちら？

ある	なし
くち 口	め 目
かた 肩	ひじ 肘
いど 井戸	いずみ 泉
よこ 横	たて 縦
えび 海老	かに 蟹

ヒント ／ 「ある」の前か後ろに何かが付きます

答え

答え
「ある」に
共通する法則

基礎トレ

意味と合う四字熟語の読みを書きましょう

① 前 途 多 難

これから先多くの困難や災難が待っているさま。

② 異 体 同 心

肉体は違っても、心は１つに固く結ばれていること。関係がきわめて深いたとえ。

● 185日目／答え

権	分	²進	路	指	導
威	方	³地	道	街	⁴議
主	⁵金	⁶高	速	世	論
義	太	⁷夫	婦	⁸出	⁹百
¹⁰女	郎	飴	円	満	点
子	国	¹¹帰	回	点	¹²原

言葉クイズ／答え ①キュウリ
基礎トレ／答え ①ぶつぶつこうかん
　　　　　　　②あくぎゃくむどう

学習日　月／日

漢字パズル

漢字詰めクロスワード

「候補」の漢字をマスに当てはめて、熟語が重なりつながるクロスワードを作ってください。さらに、二重枠の漢字で四字熟語を考えて、下にあるマスに書いてみましょう。

言葉クイズ

「凡例」の読みは、①ぼんれい ②はんれい のどちら？

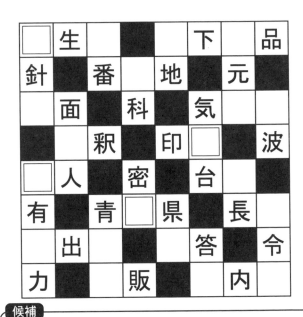

候補

案 一 市 引 化 会 外 所 象 天 熱 盤
物 文 万 名 命 森 門 羅

答え

四字熟語 ⬚⬚⬚⬚

基礎トレ

意味と合う四字熟語の漢字を書きましょう

ふ　ろう　しょ　とく
① 不 ⬚⬚ 所 ⬚⬚

利子・家賃・地代など、勤労以外で得た収入。

む　しょく　とう　めい
② 無 ⬚⬚ 透 ⬚⬚

色が着いていないで、透き通っていること。また、そのさま。

●186日目／答え

⑤ 採血 ⇕ 輸血
④ 柔軟 ⇕ 強硬
③ 集中 ⇕ 分散
② 喪失 ⇕ 獲得
① 即位 ⇕ 退位

言葉クイズ／答え ②新規蒔き直し
基礎トレ／答え ①自己中心　②不眠不休

学習日　月／日

太い下線の言葉は、会話の中で使われている「カタカナ語（外来語）」です。それを日本語に置き換えました。その日本語を漢字で書いてください。

言葉クイズ

「山葵」の読みは、①ワサビ ②サンショのどちら？

答え

① 駅への<u>アクセス</u>が便利。

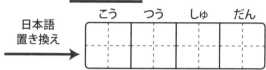

日本語置き換え → ｜ こう ｜ つう ｜ しゅ ｜ だん ｜

② <u>グローバル</u>な視点。

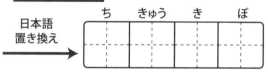

日本語置き換え → ｜ ち ｜ きゅう ｜ き ｜ ぼ ｜

③ <u>コラボレーション</u>で作曲した。

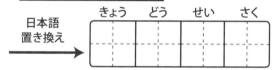

日本語置き換え → ｜ きょう ｜ どう ｜ せい ｜ さく ｜

④ <u>パートナーシップ</u>を結んだ企業。

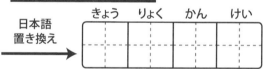

日本語置き換え → ｜ きょう ｜ りょく ｜ かん ｜ けい ｜

●187日目／答え
「ある」の言葉の前か後ろには、「車」が付くことが法則です。口車、肩車、車井戸、横車、車海老。

基礎トレ
意味と合う四字熟語の読みを書きましょう

① 韋 駄 天 走
足の非常に速い人。また、その走りぶり。

② 一 宿 一 飯
ちょっとした世話になること。小さな恩義でも忘れてはいけないという戒め。

言葉クイズ／答え ①はたん
基礎トレ／答え ①ぜんとたなん
②いたいどうしん

「候補」の漢字をマスに当てはめて、15の三字熟語を作ってください。そのとき、太い線でつながれた2つのマスには、同じ漢字を入れてください。

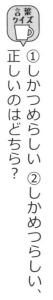

言葉クイズ

① しかつめらしい ② しかめつらしい、正しいのはどちら？

答え

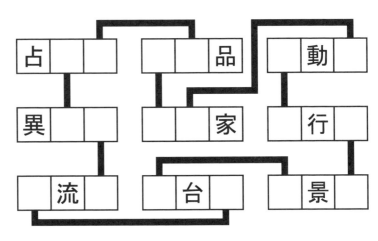

占 □ □ 品 □ □ 動
異 □ □ 家 □ 行
□ 流 □ □ 台 □ 景

候補

雨 色 風 術 食
人 美 星 流

基礎トレ
意味と合う四字熟語の漢字を書きましょう

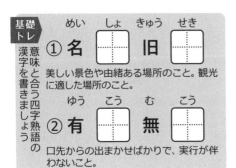

① 名 めい ＋ □しょ ＋ □きゅう 旧 □せき
美しい景色や由緒ある場所のこと。観光に適した場所のこと。

② 有 □ゆう ＋ □こう 無 □む ＋ □こう
口先からの出まかせばかりで、実行が伴わないこと。

●188日目／答え

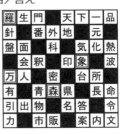

四字熟語 森羅万象

言葉クイズ／答え ②はんれい
基礎トレ／答え ①不労所得 ②無色透明

学習日 　月／日

漢字をバラバラに分けて、順序を入れ替えました。パーツを正しく並べて、意味の通る三文字熟語を答えてください。

言葉クイズ

「他人事」の読みは、
①ひとごと　②たにんごと のどちら？

答え

例　昱妟 → 宴会

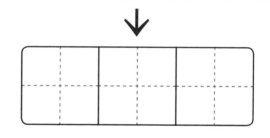

↓

（答え欄）

基礎トレ

意味と合う四字熟語の読みを書きましょう

① 一 朝 一 夕
きわめてわずかな期間、非常に短い時間のたとえ。ひと朝とひと晩の意から。

② 雲 集 霧 散
雲や霧が集まり散っていくように、多くのものが集まっては消えていくこと。

●189日目／答え
①アクセス＝交通手段
②グローバル＝地球規模
③コラボレーション＝共同制作
④パートナーシップ＝協力関係

言葉クイズ／答え ①ワサビ
基礎トレ／答え ①いだてんばしり
　　　　　　　②いっしゅくいっぱん

言葉学習

ナゾトレ・仲間外れをさがせ

ある共通点にしたがって、言葉を集めました。しかしこの中に、共通点を満たさない「仲間はずれ」が1つあります。それはどれでしょう？

言葉クイズ

「青梗菜」の読みは、①チンゲンサイ ②パクチーのどちら？

長短　南北
世代　進退　字句
朝夕　問答

ヒント／同じ文字を加えます

答え

仲間はずれ　[　　　　　　　　]

基礎トレ

意味と合う四字熟語の漢字を書きましょう

かん　ぜん　む　けつ
① 完 [　][　] 無 [　]

欠点や不足がまったくないさま。完璧かんぺきなさま。

き　き　いっ　ぱつ
② 危 [　][　] 一 [　]

1つ間違えば、非常な危険に陥ろうとする瀬戸際。

●190日目／答え

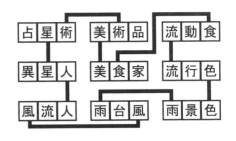

言葉クイズ／答え ①しかつめらしい
基礎トレ／答え ①名所旧跡　②有口無行

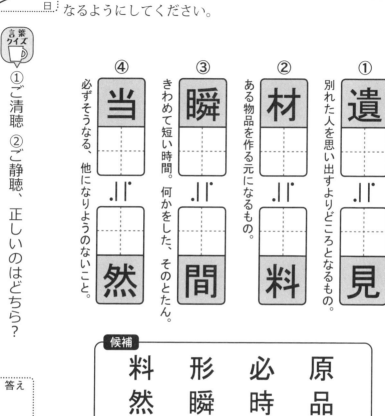

学習日　月　日

違う言葉なのに意味がほぼ同じ言葉の関係を「同義語」といいます。「候補」をマスに当てはめて、「同義語」になるようにしてください。

① 遺 [ ] 見
別れた人を思い出すよりどころとなるもの。

② 材 [ ] 料
ある物品を作る元になるもの。

③ 瞬 [ ] 間
きわめて短い時間。何かをした、そのとたん。

④ 当 [ ] 然
必ずそうなる、他になりようのないこと。

候補

料　形　必　原
然　瞬　時　品

言葉クイズ
①ご清聴　②ご静聴、正しいのはどちら？

答え

基礎トレ　意味と合う四字熟語の読みを書きましょう

① 名 誉 挽 回
一度失った信用や評判を、その後の言動によって取り戻すこと。

② 自 己 顕 示
自分の存在を多くの人の中で、ことさらに目立たせること。

●191日目／答え

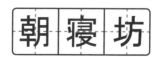

朝 寝 坊

言葉クイズ／答え ①ひとごと
基礎トレ／答え ①いっちょういっせき
②うんしゅうむさん

学習日 ／ 月 ／ 日

カタカナが書かれた5つの部品を、5×5の枠に詰め込んで、クロスワードを作ってください。部品は枠からはみ出したり、重なってはいけません。きっちり部品を詰め込んだときに、二重枠のカタカナを上から読んでできる言葉を、下のマスに書いてみましょう。

言葉クイズ

「未曾有」の読みは、①みぞうゆう ②みぞうのどちら？

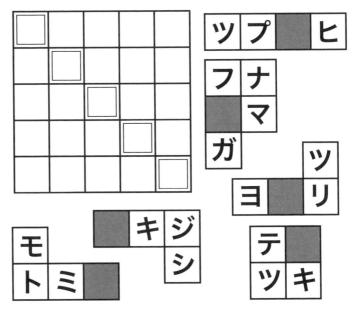

答え

二重枠の言葉

基礎トレ

漢字を書きましょう

意味と合う四字熟語の

き　せい　がい　ねん
① 既 □-□ 概 □-□

ある物事について、すでにできあがっている大まかな意味内容。

くう　り　くう　ろん
② 空 □-□ 空 □-□

実際からかけ離れている役に立たない考えや理論。

●192日目／答え

「南北」が仲間はずれです。漢字の前と間に「一」を入れると四字熟語になるのが仲間の共通点でした。長短→一長一短、世代→一世一代、進退→一進一退、字句→一字一句、朝夕→一朝一夕、問答→一問一答。一南一北という熟語はありません。

言葉クイズ／答え ①チンゲンサイ
基礎トレ／答え ①完全無欠 ②危機一髪

漢字パズル 漢字部首たし算

例と同じ要領で、漢字の部分をうまく組み合わせて、二字熟語を作ってください。

言葉クイズ

「土筆」の読みは、①ゼンマイ ②ツクシのどちら？

例 士＋原＋心＋頁＝ 志 願

① 皿＋日＋力＋月＋口
　＝ □□

② 十＋屯＋米＋糸＋九
　＝ □□

答え

基礎トレ

意味と合う四字熟語の読みを書きましょう

① 自 作 自 演
自分で計画した筋書き通りに、自分が演じること。一人芝居。

② 純 情 可 憐
素直で可愛らしいこと。無邪気で愛らしく、いとおしく感じられるようす。

● 193日目／答え

④	③	②	①
当	瞬	材	遺
然	時	料	品
↓	↓	↓	↓
必	瞬	原	形
然	間	料	見

言葉クイズ／答え ①ご清聴
基礎トレ／答え ①めいよばんかい　②じこけんじ　215

枠の中に四字熟語を詰め込みました。その中の1つを太い枠で囲みました。同じ要領で、4つのマスを連続させて、四字熟語を囲んでください。最後に連続しない4つのマスが残ります。その漢字で四字熟語を考えて、下にあるマスに書いてみましょう。

言葉クイズ

① 押しも押されぬ

② 押すに押されぬ、

正しいのはどちら？

頭	寒	低	手	然	晒	背	腹
達	足	熱	高	顧	左	出	従
下	意	路	眼	右	拳	百	面
馬	上	東	奔	整	空	論	議
北	船	南	西	走	手	徒	理

四字熟語

答え

基礎トレ

意味と合う四字熟語の漢字を書きましょう

こう　めい　せい　だい

① 公 □□ 正 □□

私心を差しはさまず、公正に事を行うこと。また、そのさま。

さん　かん　し　おん

② 三 □□ 四 □□

冬季に寒い日が三日ほど続くと、その後四日間ぐらいは暖かいということ。

●194日目／答え

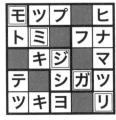

モ	ツ	プ		ヒ
ト	ミ		フ	ナ
	キ	ジ		マ
テ		シ	ガ	ツ
ツ	キ	ヨ		リ

二重枠の言葉

モ	ミ	ジ	ガ	リ

言葉クイズ／答え ②みぞう

基礎トレ／答え ①既成概念　②空理空論

言葉学習

同じ漢字・違う読みと意味

ここに並ぶ二字熟語は異なる読み方ができます。言葉の意味をヒントにして、その読み方を2つずつひらがなで書いてください。

言葉クイズ

「結納」の読みは、①ゆいのう ②けつのうのどちら？

背筋
①（　　　　　）背骨の外側のくぼんだ部分。背中の中心線。
②（　　　　　）背部の筋の総称。

大事
①（　　　　　）重大な出来事。大きな影響を与える事件。
②（　　　　　）大規模な計画、仕事。大変な結果。心配な事態。

強力
①（　　　　　）力や作用が強いこと。「運動を—に推進する。
②（　　　　　）力が強いこと。また、そういう人や、そのさま。

川柳
①（　　　　　）人生の機微や世相・風俗をこっけいに、また風刺的に描写する短詩。
②（　　　　　）川のほとりにある柳。ふつうネコヤナギをいう。

答え □

基礎トレ

意味と合う四字熟語の読みを書きましょう

① **安 寧 秩 序**
平和で不安がなく、秩序立っていること。

② **以 心 伝 心**
文字や言葉を使わなくても、お互いの心と心で通じ合うこと。

●195日目／答え

①の二字熟語
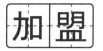

②の二字熟語

言葉クイズ／答え ②ツクシ
基礎トレ／答え ①じさくじえん
　　　　　　　②じゅんじょうかれん

198日目

学習日 月 日

言葉学習 慣用句線つなぎ

例と同じ要領で、①～⑤のすべてが、慣用句になるように、線で結んでください。

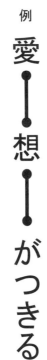

例	①	②	③	④	⑤
愛	算	灰	折	虫	圧
●	●	●	●	●	●
│					
●	●	●	●	●	●
想	汁	力	酸	紙	盤
●	●	●	●	●	●
│					
●	●	●	●	●	●
がつきる	をつける	をかける	がぬける	をはじく	がはしる

言葉クイズ

「玉蜀黍」の読みは、①トウモロコシ ②ヘチマのどちら？

答え

基礎トレ

意味と合う四字熟語の漢字を書きましょう

① 天（てん）□（ち）神（しん）□（めい）
天と地のあらゆる神々のこと。

② 不（ふ）□（ろう）長（ちょう）□（じゅ）
いつまでも年を取らず、長生きすること。

●196日目／答え

頭	寒	低	手	**然**	眄	背	腹
達	足	熱	高	顧	左	出	従
下	意	**路**	眼	右	拳	百	面
馬	上	東	奔	**整**	空	論	議
北	船	南	西	走	手	徒	**理**

四字熟語 理路整然

言葉クイズ／答え ②押すに押されぬ

基礎トレ／答え ①公明正大 ②三寒四温

言葉学習 難読しりとりループ

9つの二字熟語のうち、8つは「読み」でしりとりが成り立ちます。では、しりとりに入れない二字熟語はどれでしょう。下の枠に書いてください。

言葉クイズ

① したつづみを打つ ② したづつみを打つ、正しいのはどちら？

合歓	蒲鉾	丁稚
薫風	姑息	贔屓
釣果	百足	瓜実

答え

しりとりに入れない
二字熟語

基礎トレ

意味と合う四字熟語の読みを書きましょう

① 一 問 一 答

1つの質問に対して、1つの答えをすること。また、質問と答えを繰り返すこと。

② 一 進 一 退

状態や情勢がよくなったり悪くなったりすること。

●197日目／答え

背筋／①せすじ　②はいきん
大事／①おおごと　②だいじ
強力／①きょうりょく　②ごうりき
川柳／①せんりゅう　②かわやなぎ

言葉クイズ／答え ①ゆいのう
基礎トレ／答え ①あんねいちつじょ
　　　　　　②いしんでんしん

200日目

言葉パズル　ノーヒントクロス

まったくヒントのないクロスワードです。言葉のつながりだけをたよりにして、候補の言葉を、5×5の枠に詰め込んで、クロスワードを作ってください。さらに、二重枠のカタカナを上から読んでできる言葉を、下のマスに書いてみましょう。

学習日　月　日

言葉クイズ
「遊説」の読みは、①ゆうぜつ　②ゆうぜいのどちら？

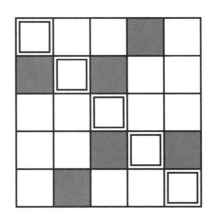

候補

トモ　バツ　ククリ　サバク
シモン　ナジミ　ジツブツ
トリツク　サブマリン

答え

二重枠の言葉

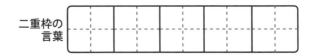

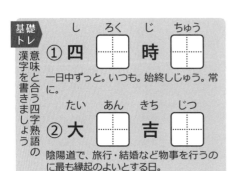

基礎トレ
意味と合う四字熟語の漢字を書きましょう

① 四[　]時[　]
し　ろく　じ　ちゅう
一日中ずっと。いつも。始終しじゅう。常に。

② 大[　]吉[　]
たい　あん　きち　じつ
陰陽道で、旅行・結婚など物事を行うのに最も縁起のよいとする日。

●198日目／答え
①算一盤一をはじく
②灰一汁一がぬける
③折一紙一をつける
④虫一酸一がはしる
⑤圧一カ一をかける

言葉クイズ／答え ①トウモロコシ
基礎トレ／答え ①天地神明　②不老長寿

220

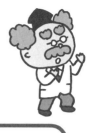

横井教授がおススメする

脳の若さを保つ生活習慣

ストレスはためず発散する

ストレスは予防の強敵です。ため込まず発散できる場を設けるようにしましょう。人との会話は予防の味方で、脳へ刺激を与えることができ、また気分転換にもなります。友人や家族と会話する時間を設けましょう。

記録することで記憶力アップ。

日記やその日の出来事をメモすることは、記憶したことを脳が復習するいい訓練になります。ときどき、過去に書いた物を読み返すと、記憶の呼び起こしや深まりになる回想療法の効果も期待できます。

楽しい行動で病を跳ね返そう

アクティブに活動する、楽しむ、考えることを習慣にしましょう。趣味を楽しんだり、買い物に出かけたり、読書をしたり、旅の予算や経費を計算したり……。楽しいことで脳を元気にしましょう。

思い出して書いてみましょう

最近、興味を
持っているスポーツ

最近、興味を
持っているドラマ

●199日目／答え
**しりとりに入れない
二字熟語**

 ひいき

しりとりは次のようになります。
合歓（ねむ）→百足（むかで）→丁稚（でっち）→釣果（ちょうか）→蒲鉾（かまぼこ）→姑息（こそく）→薫風（くんぷう）→瓜実（うりざね）→（ねむ）に戻る

言葉クイズ／答え ①したつづみを打つ
基礎トレ／答え ①いちもんいっとう
②いっしんいったい

人と交わりたい積極性、
それこそが漢字・言葉を学んだ成果です

「漢字・言葉5分脳トレ200日間」の挑戦はいかがでしたか？
短い時間でも、毎日の学習を積み重ねたことで、あなたの脳に
素敵な変化がもたらされているのではないでしょうか。

たくさんの言葉とその意味を改めて学んだことで、知っている、
あるいは使える言葉の数が増えて、会話を楽しめるようになっ
た。自分の考えや気持ちを、言葉にして思い通りに表現できる
ようになった。会話を交わすことで、友達が増えて、表情もよ
り明るくなった。

あなたの挑戦は大成功です。語彙力（ごいりょく）やコミュニケーション力が
アップにして、人との交わりにおいて積極性が高まりました。
それも脳の若返りといえるのではないでしょうか。

今後も、はっきり意味の分からない言葉や、正しい日本語など
に興味を持ち、自分で不明点を調べて、学びましょう。新しい
ことを知る楽しみを、いつまでも忘れないでください。

最後に、素敵な名言を紹介して、本書の締めくくりとします。

年齢というものには
元来意味はない。
若い生活をしている者は若いし、
老いた生活をしているものは老いている。

井上靖（いのうえ やすし）／小説家・文化功労者・文化勲章受章

●200日目／答え

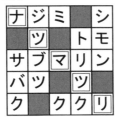

ナ	ジ	ミ		シ
	ツ		ト	モ
サ	ブ	マ	リ	ン
バ	ツ		ツ	
ク		ク	ク	リ

二重枠の言葉

ナ	ツ	マ	ツ	リ

言葉クイズ／答え ②ゆうぜい
基礎トレ／答え ①四六時中　②大安吉日

222

認定証

「漢字・言葉 5 分脳トレ 200 日間」をやり切ったあなたを、デキる頭脳の持ち主として認定します。

今後も学ぶことを大いに楽しみ、いつまでも健康で朗らかな生活でありますように。

あなたの名前
....

学習完了日　　　　　　　　年　　　　月　　　　日
....

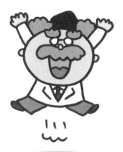

監修

横井 賀津志 Katsushi Yokoi

森ノ宮医療大学・作業療法学科・副学科長、教授
高齢者の認知症予防および転倒予防・作業科学

著者

三輪 良孝 Yoshitaka Miwa

パズル作家。1986年、廣済堂出版が募集した「第1回パズル大賞」にて大賞を受賞。以後、パズル作家として、雑誌・新聞・広報誌などに作品を提供する。1989年、大阪心斎橋に事務所「カメレオン」を設立。良質のパズル提供を続け、現在にいたる。
「漢字パズル(1)」「漢字パズル(2)」(廣済堂出版)「知的な頭になる面積パズル」「小学校で教わった漢字のパズル」「小学校で教わった漢字のパズルSP」「頭が柔軟になる漢字スーパーパズル」「面積パズルベストセレクション」(日本文芸社)「クロスワード三国志」「クロスワード戦国武将」(日東書院)「脳活サプリ 知性を磨く120日間トレーニング」「脳活サプリ 感性を磨く120日間トレーニング」「脳に喝!数字トレーニング150日」「脳に喝!漢字トレーニング150日」(辰巳出版)共著「クロスワード三国志」「クロスワード戦国武将」(日東書院)など著書多数。

大原 英樹 Hideki Ohara

書籍編集プロデューサー、作家、絶景写真家。
タウン情報誌や旅の本と並行して、児童書、絵本、折り紙や切り紙の手芸本、中高年向けの脳トレ本の執筆、編集を手掛ける。著書多数。
1964年11月13日 滋賀県大津市生まれ
1987年3月 京都精華大学 美術学部デザイン学科 卒業

編集
大原 まゆみ
デザイン
山崎 まさる
大原 英樹

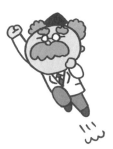

忘れない 迷わない
話が上手なデキる脳になる!

**漢字・言葉
5分脳トレ 200日間**

2020年4月1日 初版第1刷発行
2022年6月10日 初版第6刷発行

著 者/三輪 良孝 大原 英樹
発行者/廣瀬 和二
発行所/辰巳出版株式会社

〒113-0033 東京都文京区本郷1-33-13
春日町ビル5F
TEL:03-5931-5920 (代表)
FAX:03-6386-3087 (販売部)
http://www.tg-net.co.jp/

印刷所/株式会社 公栄社
製本所/株式会社 セイコーバインダリー

問題の内容などについてのお問い合わせは、編集部 06-6243-4084 (平日10:00~18:00) までお願いします。

※乱丁・落丁本はお取り替えいたしますので、お手数ですが小社営業部までご連絡ください。
※本書の問題並びに文章など、内容の一部または全部を無断で複製、転載することを禁じます。

©Yoshitaka Miwa Hideki Ohara 2020
©TATSUMI PUBLISHING CO.,LTD. 2020
Printed in Japan
ISBN978-4-7778-2545-5 C0076